Ute York

Lavendel – das blaue Wunder

Der sanfte Weg zu Gesundheit,
Harmonie und Wohlfühlen

Knaur

Besuchen Sie uns im Internet:
www.droemer-knaur.de

Originalausgabe Juli 1999
Copyright © 1999 Droemersche Verlagsanstalt
Th. Knaur Nachf., München
Alle Rechte vorbehalten. Das Werk darf – auch teilweise –
nur mit Genehmigung des Verlages wiedergegeben werden.
Umschlaggestaltung: Susannah zu Knyphausen
Redaktion: Evelyn Köhler
Satz: Ventura Publisher im Verlag
Druck und Bindung: Ebner Ulm
Printed in Germany
ISBN 3-426-76203-X

5 4 3 2 1

Inhalt

Vorwort: Lavendel gegen Ehekrach

Es gibt einen Moment, auf den ich mich fast das ganze Jahr über freue: Das ist der Junitag, an dem ich auf meinem toskanischen Hügel ankomme und weiß, daß ich nun bis September dortbleiben darf. Ich klettere über den Zaun, weil das Schloß vom Gartentor immer klemmt, bahne mir einen Weg durch hüfthohes Gras, biege hinter den vier Zypressen um die Ecke – und stehe jedesmal atemlos vor der überwältigenden wilden Schönheit, die mich dort erwartet. Die Kletterrosen fallen in Kaskaden über die alten Natursteinmauern und legen mir ihre dunkelroten, weißen und pinkfarbenen Blüten zu Füßen, während sich ihr Duft mit dem der riesigen Lavendelbüsche vermengt, die um diese Jahreszeit gerade zu blühen beginnen. In das leuchtende Blau der ersten zarten Blüten mischt sich das Gelb, Orange und Kunterbunt von unzähligen Schmetterlingen und Hummeln, die in den Lavendelsträuchern summend ihre Duftorgien feiern und andere Dinge, von denen ich vermute, daß sie etwas mit Sex zu tun haben.

Ich lege mich ins hohe Gras zwischen den Lavendelsträuchern, lasse die herabgewehten Rosenblätter durch die Hände rieseln, atme den Duft des Frühsommers ein und bin einfach nur glücklich. Was danach kommt, ist Arbeit – das Gras muß gemäht, das Unkraut gejätet, die Macchia gerodet und der Garten gewässert werden – aber dieser erste magische Moment, in dem ich hier im Gras liege und das Gefühl habe, ein Teil dieser duftenden, wilden Pracht zu sein, der ist unwiederbringlich.

Seit 15 Jahren pflanze ich Lavendel an. Anfangs, weil in allen Gartenbüchern steht, daß er als Kind des Mittelmeerraums, hier besonders gut gedeihen würde und außerdem robust, anspruchslos und pflegeleicht sei. Ich weiß nicht, welche Gegend des Mittelmeerraums in diesen Büchern gemeint ist, aber unsere kann es nicht sein. Mein Lavendel ist alles andere als pflegeleicht. Mein Lavendel, jeder einzelne Strauch, benimmt sich wie eine Diva. Er braucht volle zwei Jahre, bevor er sich entscheidet, ob er bleibt oder nicht. Zwei Jahre, in denen ich ihn hege, päppeln und ihm gut zureden muß, und in denen er sich trotzdem keinen Millimeter vom Fleck bewegt. Dann stirbt er entweder vorwurfsvoll und endgültig ab, oder aber er beschließt, daß ich meine Bewährung bestanden habe. In diesem günstigen Fall beginnt er augenblicklich zu wachsen. Und wie! Ich behaupte, daß ich, wenn ich nach dem Frühstück zum Einkaufen ins Dorf fahre, ein paar mickrige Pflänzchen zurücklasse, und wenn ich mittags wiederkomme, kriecht mir auf unserem Feldweg ein duftendes Lavendelmeer entgegen. Das ist zugegebenermaßen eine leichte Übertreibung, aber wirklich nur eine leichte.

Niemand muß mir erzählen, daß Pflanzen ihr ureigenes Wesen haben und ihre eigene Magie. Hier spüre ich das jeden Tag. Ich weiß auch, daß es die magische Wirkung gibt, die man dem Lavendel zuschreibt, nämlich daß er Frieden und Harmonie zwischen den Menschen schafft. Sonst hätte unsere Ehe den Kahlschlag vom letzten Sommer wohl kaum überlebt, als mein Mann mit dem elektrischen Rasenmäher das Gras mähte und, fasziniert von dem neuen Spielzeug, die Lavendelhecke übersah, die ich entlang der Stufen zum Teich gepflanzt hatte: 24 Sträucher, die sich gerade eine Woche zuvor zum Bleiben entschlossen hatten …

Dies kleine Buch ist das Fazit aus fünfzehnjähriger Erfahrung mit Lavendel. Glauben Sie mir, ich habe eine Menge über ihn gelernt. Nicht nur über seinen eigenwilligen Charakter, den hinreißenden Duft, mit dem er die heißen Sommertage überzieht und der auch im Winter noch überall dort wahrzunehmen ist, wo Sträuße vom Sommer stehengeblieben sind. Ich weiß auch um seine unglaublichen Heilkräfte: seine scheinbar grenzenlose Fähigkeit, Ungeziefer ebenso zuverlässig zu vertreiben wie schlechte Laune, Pickel in Teenagergesichtern und nicht zuletzt angriffslustige Krankheitserreger verschiedenster Art. Ich kenne, bewundere und nutze das Geschenk, das uns die Natur mit dieser magischen Pflanze gemacht hat, deren Zauberkraft kranke Gemüter, kranke Seelen und kranke Körper heilen kann. Diese Kraft ist immer da, auch im getrockneten Zustand, und im ätherischen Öl der Pflanze ist sie in besonders konzentrierter Form vorhanden. Sie steht uns das ganze Jahr hindurch zur Verfügung. Wir brauchen sie nur zu nutzen. Wenn Sie es ausprobieren wollen: Die folgenden Seiten mögen Sie dabei begleiten und anregen.

Aber einen guten Rat muß ich unbedingt noch loswerden – das heißt, genau genommen sind es sogar zwei Ratschläge:

Glauben Sie nichts von dem, was ich hier für Sie zusammengetragen habe, ohne sich selbst davon zu überzeugen. Zwar ist jede der Beschwerden, die hinten im zweiten Teil des Buches alphabetisch aufgeführt sind, mit Hilfe des Lavendels erfolgreich behandelt worden. Aber das bedeutet nicht, daß er in jedem Fall wirkt und also auch nicht unbedingt in Ihrem. Ob die Methoden, die dort beschrieben sind, Ihnen oder Ihrer Familie helfen können, muß sich erst erweisen. Zu einem guten Teil liegt das auch an Ihnen selbst: Denn ohne jeden Zweifel enthalten Heilpflanzen wie der Lavendel entzündungshemmende, entspannende, antivirale und viele andere heilkräftige Substanzen. Aber mehr als jeder isolierte Wirkstoff ist das, was uns heilt, die Lebenskraft, die heilende Energie oder, wenn Sie so wollen, die Seele des Lavendels. Diese geheimnisvolle Schöpferkraft ist es, an die wir uns wenden müssen. Und nur wenn wir ihr respektvoll begegnen, kommen ihre heilenden, tröstenden, positiven Energien voll zum Tragen.

TEIL 1

Heilkraft und
Magie des Lavendels

Lavendelblüten –
das Allheilmittel weiser Kräuterfrauen

Wir wissen nicht, wann und wie die Menschheit entdeckt hat, welch gewaltige Heilkräfte im Lavendel stecken. Wir werden wohl überhaupt nie erfahren, auf welch geheimnisvolle Weise unsere Vorfahren herausgefunden haben, daß manche Pflanzen Schöpferkräfte besitzen, die Kranke gesund machen, betrübte Seelen heiter stimmen und noch andere unglaubliche Dinge bewirken können. Hat – wie manchmal vermutet wird – einer der alten Götter seinen Lieblingen (zu denen ganz sicher Hippokrates gehörte) dieses wunderbare Geheimnis verraten? Haben Schamanen, Magier und weise Frauen dieses Wissen von ihren Trancereisen in andere Wirklichkeiten mitgebracht? Oder haben die Menschen, als sie noch im Einklang mit der Natur lebten, intuitiv gespürt, daß gegen viele Krankheiten ein Kraut gewachsen ist und dieses Wissen dann durch ständige Beobachtung erweitert?

Wie auch immer: Daß der Lavendel ein ganz besonderes Kraut ist, haben unsere Ahnen schon vor langer Zeit begriffen. Die ersten schriftlichen Aufzeichnungen aus unserer Kultur, in denen von seiner Heilkraft die Rede ist, sind über 2000 Jahre alt. Unsere Vorfahren wußten nicht nur, gegen welche Krankheiten diese Pflanze (und viele andere) helfen konnte – sie wußten auch, was man tun mußte, um die in ihrem Duft enthaltene Heilkraft herauszulocken und zu steigern. Lavendel wurde zur Inhalation geräuchert oder mit kochendem Wasser übergossen, in Fett (Enfleurage) oder in Alkohol – zu dieser Zeit Met oder Wein – gelegt (Mazeration), ins Badewasser gegeben und als heilende Kompressen auf Wunden gelegt. Sogar die hohe Kunst der Wasserdampfdestillation war den alten Ägyptern und möglicherweise auch den Griechen bekannt, aber sie geriet wieder in Vergessenheit, bis sie im späten Mittelalter neu entdeckt wurde und die Ära der schönen Düfte einleitete, die in einer von Seuchen, Gestank und Schmutz gebeutelten Welt als heilend angesehen wurden und es auch häufig waren. Neben den klassischen Behandlungsmethoden, an denen sich bis heute wenig geändert hat, gab es früher freilich noch andere, die uns ein wenig seltsam vorkommen mögen: Die alten Kräuterfrauen machten nämlich zwischen der medizinischen und der magischen Wirkung einer Heilpflanze keinen Unterschied. Sie haben den Lavendel nicht nur gekocht, geräuchert und eingelegt: Wenn es ihnen sinnvoll erschien, haben sie die lebende Pflanze auch in einer Weise zur Heilung eingesetzt, die uns heute nicht mehr so ganz nachvollziehbar erscheint. Eine verbreitete Methode bestand zum Beispiel darin, in eine Heilpflanze beziehungsweise in einen Zweig des Strauches ganz behutsam einen Knoten zu winden und dabei zu versprechen, diesen Knoten zu lösen, sobald es der oder dem Betroffenen bessergehe. Auch dieses Mittel scheint viele Jahrhunderte lang wirksam gewesen zu sein – was uns wieder einmal mehr beweist, daß unsere Vorfahren längst wußten, was die moderne Psychologie für eine ihrer großen Entdeckungen hält: nämlich welch ungeheure Macht der Geist über den Körper hat.

Unsere moderne Schulmedizin bezeichnet solche medizinisch nicht nachvollziehbaren Erfolge als Placebowirkung und macht sich darüber gern ein wenig lustig. Weisere Ärzte, die begriffen haben, daß Heilung immer ganzheitlich ist, sind längst wieder dazu übergegangen, heilende Rituale in ihre Behandlung einzubeziehen, auch wenn sie nicht gerade einen Knoten in die Pflanze machen.

Lavendel gegen Schlangenbisse

Ich gehe mal davon aus, daß Sie nicht zu genau wissen wollen, was Plinius der Ältere im 1. Jahrhundert nach Christus über den Lavendel geschrieben hat, oder Dioskurides, der griechische Arzt, der zur Zeit Neros in Rom lebte und dessen Kräuterbuch »Materia Medica« Medizingeschichte gemacht hat. Doch fast eineinhalb Jahrtausende lang war das Buch so etwas wie die Bibel der Kräuterfrauen, Bader, Ärzte und in der Heilkunde versierten Mönche und Klosterfrauen. Es wurde – vor der Erfindung des Buchdrucks – immer wieder aufs neue abgeschrieben und in viele Sprachen übersetzt; dabei hat sich, was unvermeidlich ist, auch so mancher Fehler eingeschlichen. Tatsache aber ist: Gegen Brustbeschwerden, Magen- und Leberschmerzen und Menstruationsstörungen wurde schon bei den alten Griechen Lavendeltee oder Lavendelwein getrunken, und sie massierten schmerzende Glieder und sich lichtende Häupter mit Lavendelöl, gurgelten bei Halsschmerzen mit Lavendelwasser, atmeten bei Schwindel- und Ohnmachtsanfällen den Duft ein, parfümierten ihr Badewasser mit Lavendelblüten und behandelten Schlangenbisse mit frischen Lavendelblüten, die sie in die Wunde einrieben – ein Erste-Hilfe-Mittel, das die Schäfer der Provence in Notfällen noch heute erfolgreich anwenden, wenn sie oder ihre Tiere hoch oben in den Bergen, fern jeder ärztlichen Versorgung, von einer Viper gebissen werden. Und dann diente das Kraut natürlich seit eh und je der innerlichen wie der äußerlichen Reinigung. Es wird berichtet, der lateinische Name Lavandula sei von »lavare«, dem lateinischen Wort für waschen, abgeleitet, weil die Römer ganz verrückt danach gewesen seien, in ihren luxuriösen Bädern dem heißen dampfenden Wasser duftende Lavendelblüten zuzugeben, das Kraut auf glühenden Kohlen zu räuchern, auf die Böden ihrer Häuser und ihrer Tempel zu streuen, was nicht nur einen wunderbaren Duft verbreitete, sondern auch das Ungeziefer fernhielt und ein hervorragendes Desinfektionsmittel gegen Krankheitserreger aller Art war.

Der Lavendelwein der heiligen Hildegard

Nun lebten Plinius und Dioskurides im Mittelmeerraum und damit in einem Gebiet, in dem der Lavendel beheimatet war, der das warme, trockene Klima liebt, und daß die Pflanze mit dem wunderbaren Duft das Interesse der Kräuterkundigen finden würde, war nicht sonderlich überraschend. Aber daß auch die Benediktineräbtissin Hildegard im kalten germanischen Bingen vor fast 900 Jahren um die Heilkraft des Lavendels wußte und nicht nur die verschiedenen botanischen Varianten der Mittelmeerpflanze kannte, sondern sie auch hinsichtlich ihrer medizinischen Wirksamkeit unterschied – das hat mich doch verblüfft. Mittlerweile weiß ich, daß die Wildpflanze aus dem westlichen Mittelmeerraum zu den Heil- und Gewürzkräutern zählte, die auf Befehl von Kaiser Karl dem Großen um 800 nach Christi in den kaiserlichen Besitztümern angebaut wurden, also fast 300 Jahre vor Hildegard. Aus den kaiserlichen Gärten wanderten die Heilkräuter dann in die Burggärten der Gaugrafen und von dort in die Gärtlein der Siedler und Bauern – schön eingezäunt fand man da den Lavendel neben Salbei und Johanniskraut, Fenchel, Akelei und Thymian. Hildegard wußte also sehr wohl, wovon sie schrieb. In ihrem Kräuterbuch widmet sie dem Lavendel gleich ein ganzes Kapitel (*De lavandulare*). Das folgende Rezept gegen Leberbeschwerden hat nach Ansicht moderner Hildegard-Mediziner noch heute Gültigkeit. Die große Visionärin, die ihrer Zeit so weit voraus war, daß ihre medizinischen Erkenntnisse erst nach 800 Jahren von den modernen Medizinern als

»richtig« befunden und ernst genommen werden, empfahl Lavendel übrigens auch gegen müde Augen und Läuse – worin moderne Aromatherapeuten und Herbalisten ihr zustimmen – sowie gegen böse Geister und zur Bewahrung der Keuschheit – zwei Indikationen, die dem Geist der damaligen Zeit entsprechen, in der zwischen medizinischer und magischer Wirkung kein Unterschied gemacht wurde, die die heutigen Kräuterkundigen aber nicht unbedingt unterschreiben würden.

»Koche Lavendelblüten«, empfahl Hildegard zum Beispiel, »in Wein, und trinke diesen durchgeseihten ungesüßten Lavendelwein tagsüber lauwarm in kleinen Schlucken über den Tag verteilt, das ist ein wunderbares Mittel gegen Leberkrankheiten. Nur wenn du keinen Wein trinken darfst oder willst, kannst du die Lavendelblüten mit Honig in Wasser kochen und diesen Sud ebenfalls tagsüber warm trinken.«

»Dieser Wein«, so der Hildegard-Mediziner Dr. Gottfried Hertzka, der dieses Rezept nach gründlicher Prüfung weitergegeben hat, »ist herb, ein Leberleiden aber auch. Der Lavendelwein hat den Vorteil, daß er auch die häufig gleichzeitig auftretende Lungenstauung behebt und dadurch geistig freier und frischer macht.« Hildegard unterschied übrigens die Heilkräfte des Echten Lavendels (Lavandula angustifolia oder vera) von denjenigen des wilden Speiklavendels (Lavendula latifolia). Während sie beim Edellavendel nur die subtile Heilwirkung seines Duftes rühmte – vielleicht sogar gegen die Krebskrankheit – empfahl sie ausdrücklich, den Lavendelwein gegen Leber- und Lungenschmerzen aus den Speiklavendelpflanzen zuzubereiten. Dr. Hertzka vermutet allerdings, daß »diese Wirkung von beiden Lavendelsorten erwartet werden darf, jene Duftwirkung allerdings nur vom angebauten Echten Lavendel. Hildegard sagt an einer anderen Stelle ihres Kräuterbuchs, daß von Menschenhand kultivierte Pflanzen erheblich höhere (Heil-)Qualitäten entwickeln als wildwachsende.«

Lavendelblütenwein

Bevor der Wein durch die Römer nach Deutschland kam, war es üblich, Heilpflanzen in Milch und Met zu sieden. Der Wein lief diesen dann als Lösungsmittel rasch den Rang ab. Bei der Durchsicht alter Kräuterbücher stößt man ab dem 15. Jahrhundert fast nur noch auf Weinrezepte. Hildegard und Paracelsus empfahlen, Pflanzenteile in Wein zu sieden oder anzusetzen oder zu Pulver zu zerstoßen und in Wein einzunehmen. Dies ist nach Ansicht moderner Hildegard-Mediziner auch heute noch empfehlenswert, sofern es sich nicht um Arzneimittel handelt, deren Wirkung durch Alkohol negativ verändert wird (wie zum Beispiel Antibiotika und Psychopharmaka).

Mit Lavendel gegen die Pest

In den Jahrhunderten nach Hildegard geriet der Lavendel als Heilmittel ein wenig in Vergessenheit, zumindest liest man nicht mehr viel darüber – bis die Pest ausbrach. Für die verheerenden Seuchen, die seit dem 14. Jahrhundert Europa heimsuchten und über ein Drittel der Bevölkerung töteten, hatten die verzweifelten Menschen nur eine Erklärung: Sie würden, so glaubten sie, von bösen Dämonen geschickt, und die enorme Ansteckungsgefahr könne nur von der schlechten Ausdünstung oder dem »Hauch« herrühren, der von den Kranken ausging. Um sich davor zu schützen, wurden überall auf den Straßen Feuer von duftenden Heilkräutern entzündet, und für die besonders gefährdeten Ärzte in den Pestbezirken erfand man den »Doktorschnabel«. Das war ein merkwürdig aussehender schnabelförmiger Vorsatz, den man vor der Nase trug – einer modernen Gasmaske nicht unähnlich – und der mit wohlriechenden Kräutern gefüllt war; selbstverständlich gehörte Lavendel dazu. Heute wissen wir, wie richtig diese verzweifelte Maßnahme war, weil Lavendel – wie viele andere Heilkräuter auch – eine hohe keimtötende Wirkung hat.

Ein weiterer Schutz gegen die krankmachenden Gerüche waren die sogenannten Pomander: wohlriechende Kugeln, gefüllt mit Duftstoffen, die man um den Hals trug oder in der Hand hielt. Aus dem 15. Jahrhundert ist uns das folgende Rezept überliefert worden: »Man forme aus den Harzen Laudanum, Styrax, Gummiarabicum und Tragant eine Kugel und mische darunter die ätherischen Öle der Rose, der Nelke, des Muskats, des Lavendels und trage diese Kugel immer bei sich. Vor allen Dingen halte man sie sich häufig vor Nase und Mund.«

Destillieren – oder die Kunst, die Seele einer Pflanze in Flaschen zu füllen

Im 16. Jahrhundert, als die Kunst der Destillation (neu-) entdeckt wurde, gehörte der Lavendel zu den ersten Pflanzen, aus denen man durch Wasserdampfdestillation ätherisches Öl gewinnen konnte. Mit diesen Ölen brach wenig später eine regelrechte Lavendelmanie aus.

Die Nachfrage war so groß, daß die natürlichen Vorräte des wildwachsenden Lavendels nicht mehr ausreichten. Besonders die Engländer waren versessen auf den Duft; daran hat sich übrigens bis heute nichts geändert.

Als Frankreich die bestellten Mengen nicht mehr liefern konnte, machten sich englische Gärtner daran, die Pflanze selbst anzubauen. Bereits im 16. Jahrhundert entstanden in Norfolk die ersten Lavendelfelder, auf denen die Halbsträucher prächtig gediehen und in großen Mengen für den industriellen Verbrauch gezüchtet wurden. Zwischen französischen und englischen Lavendelanbauern entstand eine Rivalität, an der sich bis heute nichts geändert hat. Für die Lavendelbauer aus der Provence ist es keine Frage, daß ihr wilder Lavendel die Mutter aller Lavendel und mit Abstand der beste sei. Und die Briten behaupten mit gleicher Entschiedenheit, »English Lavender« sei unübertroffen. Selbst die britischen Wissenschaftler, die doch eigentlich so stolz auf ihre Objektivität sind, stehen da nicht zurück: In einem wissenschaftlichen (natürlich englischen!) Pflanzenkundebuch habe ich die folgende Fußnote entdeckt: »Der Herausgeber hat häufig blühende französische Lavendelfelder erlebt, aber ihr Duft ist selbst dann armselig, wenn man ihn mit englischem Lavendel vergleicht, der unter den schlechtesten Bedingungen gewachsen ist. Lavendel gedeiht in großen Mengen an sonnigen, steinigen Plätzen in mediterranen Ländern, doch nirgendwo mit einer solchen Perfektion wie in England.«

Das Destillieren wurde zur Lieblingsbeschäftigung reicher Briten: Jeder Haushalt, der etwas auf sich hielt, besaß einen sogenannten *stillroom*, in dem aus Duftpflanzen ätherische Öle destilliert und zu Parfüms, Lotionen, Duftwässern, Salben und Cremes verarbeitet wurden. Wohin man auch kam, es duftete nach Lavendel. Wo man sich die teuren Parfüms nicht leisten konnte, wurden zumindest Lavendelsträußchen in die Schränke gelegt oder, wie in alter römischer Zeit, Blüten auf den Boden gestreut. Die Damen trugen Lavendelblüten, pur oder gemahlen und mit Salz vermischt als Riechsalz in reichbestickten kleinen Säckchen, sogenannten Sachets, bei sich, um bei Schwindel- oder Ohnmachtanfällen und Migräne gerüstet zu sein; sie ließen Lavendel in die Säume ihrer Kleidung einnähen, um einen ständigen Wohlgeruch zu verströmen und in seidene Kopfkissen füllen, um sich vor schlechten Träumen zu bewahren und einen ungestörten Schlaf genießen zu können, der zur Erhaltung der Schönheit so dringend notwendig war. Damals machte man übrigens immer noch keinen Unterschied zwischen Duft und Medikament: Der Duft war Medizin. (Eine

Einstellung, die in unserem Jahrhundert belächelt wurde, der die modernen Aromatherapeuten aber uneingeschränkt beipflichten.) Die einzigen Bedenken, die in jener Zeit in England geäußert wurden, galten der Befürchtung, daß der Duft des Lavendels bei den Damen unkeusche Gelüste wecken könne. Solche Sorgen hatte man in Frankreich nicht. Ganz im Gegenteil. Dort parfümierten sich nicht nur die Prostituierten mit Lavendelduft, um die Männer anzulocken, sondern auch die wohlsituierten Damen der Gesellschaft. Im Laufe der letzten Jahrhunderte kam von dort eine ganze Fülle von Lavendelrezepten für Schönheit und Gesundheit, denn in der Regel machen die Franzosen diesbezüglich keinen Unterschied.

Warum Napoleon »Kölnisch Wasser« trank

Die merkwürdige Tatsache, daß Parfümhersteller in Pestzeiten kaum je an der Seuche erkrankten, und die Lavendelpflücker fast nie an der damals so verbreiteten Tuberkulose, wurde zwar registriert, aber lange Zeit nicht in direkten Zusammenhang mit der Heilkraft des Lavendel gebracht. Andererseits war das berühmteste Duftwasser der Geschichte ein Tonikum, das von Kaiser Napoleon und seinem ganzen Hof als Heilmittel getrunken wurde und das uns heute noch – wenn auch als typischer Duft unserer Großmütter – sehr vertraut ist: das »Kölnisch Wasser« aus der Glockengasse.

Dieses »Eau de Cologne« wurde nach einem Rezept hergestellt, das ein gewisser Paolo Feminis von Mailand nach Köln mitbrachte, wo er mit »französischem Kram« handelte. Sein Neffe, Johann Maria Farina, der 1766 starb, verbesserte das Rezept so sehr, daß er heute als der eigentliche Erfinder des Eau de Cologne gilt. Den großen Erfolg verdankte Farina in erster Linie der vereinfachten Herstellungsprozedur des Wunderwassers. Es wurde nicht durch Destillation, die damals noch sehr zeitaufwendig war, hergestellt, sondern durch den Zusatz von Alkohol zum bereits fertig vorbereiteten Duftstoff. Das bekannte Markenzeichen »4711« stammte von der Hausnummer der Firma Farina: Hauptsitz war die Kölner Glockengasse. Das Kölnisch Wasser, dessen wichtigster Bestandteil Lavendelöl ist, galt damals als wohlschmeckendes, heilkräftiges Wunderwasser, und das war in einer Zeit, in der man sowenig auf Hygiene achtete, sicher auch keine Übertreibung. Der Alkohol und die darin gelösten Duftstoffe wirkten bakterientötend. Friedrich der Große trank es übrigens auch: als Heilmittel gegen sein Gichtleiden. Erst später wurde das duftende Tonikum zum populärsten Eau de Toilette aller Zeiten.

Daraus besteht Eau de Cologne
30 Milliliter Lavendelöl
30 Milliliter Bergamottöl
30 Milliliter Zitronenöl
30 Milliliter Orangenblütenöl
7 Milliliter Zimtöl
7 Milliliter Rosmarinöl
5000 Milliliter Alkohol, 70prozentig

Ein Unfall mit Folgen

Bis zum Jahre 1927 gab es zunächst keine weitere sensationelle Entdeckung mehr. Lavendel wurde zwar weiterhin in großen Mengen produziert und verarbeitet, aber seine Bedeutung als Heilmittel geriet allmählich immer mehr in den Hintergrund: Allzugroß waren die Verlockungen der sich allmählich immer stärker entwickelnden chemischen Pharmazie. Beim Lavendel lag nun der Schwerpunkt auf der Zubereitung von Parfüms und anderen Duftwässern, für die ein schier unermeßlicher Bedarf bestand. Und dann stand an einem Morgen des Jahres 1927 der französische Chemiker René-Maurice Gattefossé an seinem Arbeitsplatz im elterlichen Betrieb, einer Parfümfabrik. Er testete gerade den Duft diverser ätherischer Öle, als eine Explosion das Labor erschütterte und am Arm des Chemikers schwere Brandwunden verursachte. Gattefossé, so wird berichtet, stieß einen Schmerzensschrei aus und tauchte seinen verletzten Arm ohne nachzudenken in die nächstbeste Flüssigkeit. Das war genau die Reaktion, von der in Erste-Hilfe-Handbüchern immer dringend abgeraten wird, aber in diesem Fall hatte Gattefossé geradezu unglaubliches Glück. Er erwischte den Glasbehälter, der das Lavendelöl enthielt, und stellte zu seiner großen Überraschung fest, daß die Schmerzen auf der Stelle nachließen. Also setzte er die Behandlung einfach noch ein paar Tage lang fort – mit dem Ergebnis, daß sein schwerverbrannter Arm unglaublich schnell und ohne Narbenbildung heilte. Seine Ärzte, so heißt es, seien sprachlos gewesen. Aber während sie es offenbar beim Staunen beließen, begann der Wissenschaftler Gattefossé, sich intensiv mit diesem Phänomen zu beschäftigen. Wenn, so lautete seine Überlegung, das ätherische Öl des Lavendels ganz offensichtlich eine starke Heilkraft besaß, so wäre es doch mehr als wahrscheinlich, daß auch andere Heilpflanzen ähnliche Wirkungen besäßen. Und so machte er sich an die Arbeit. Das Ergebnis seiner Forschungen veröffentlichte er in einem Buch, das der Medizingeschichte ein neues Kapitel hinzufügte und die Geburtsstunde der »Aromatherapie« war: »Ärzte und Chemiker werden überrascht sein über die große Bandbreite von therapeutischen Möglichkeiten, mit der Duftsubstanzen eingesetzt werden können. Neben den antiseptischen und antimikrobischen Eigenschaften, die heute genutzt werden, sind die ätherischen Öle auch antiviral und antitoxisch, sie besitzen eine starke belebende Wirkung und verhindern unzweifelhaft Narbenbildung. In der Zukunft werden sie eine große Rolle spielen.«

Heute, 70 Jahre später, wissen wir, daß diese Behauptung eher noch eine Untertreibung war. Vor allem das Wundermittel Lavendelöl hat im Zweiten Weltkrieg, als den Ärzten an der Front die Medikamente ausgingen, Tausende verwundeter Soldaten vor Wundstarrkrampf und Amputation bewahrt – von der beruhigenden, entspannenden Wirkung auf die Seele ganz zu schweigen.

Wozu Lavendel alles gut ist – der aktuelle Stand des Wissens

Zugegebenermaßen findet sich im Umgang mit Lavendel so gut wie nichts, was nicht unsere Vorfahren auch schon gewußt und in der einen oder anderen Form praktiziert haben. Das blaublütige Wundermittel wurde damals wie heute als Heilmittel eingesetzt, zur Körper- und Schönheitspflege, als Küchengewürz und für magische Rituale. Manche Rezepte, vor allem aus den letzten beiden Bereichen, mögen heute für manche von uns nicht mehr ganz so relevant sein, aber das sollte man nicht unbedingt verallgemeinern. Die meisten Gerichte aus der Lavendelküche beispielsweise sind zwar, obgleich sicher sehr gesund, bei uns wenig gefragt – einmal abgesehen von der Kräutermischung »Herbes de Provence«, die in beinahe jedem Küchenregal zu finden ist und die, wie könnte es anders sein, auch Lavendelblüten enthält (wenn Ihnen das noch nicht aufgefallen ist: Riechen Sie mal dran!). In England dagegen finden Sie stapelweise Rezepte für die Lavendelküche – von Lavendelgelee über Lavendelsorbet bis hin zu Lammkeule mit Lavendel und Lavendelpudding – und es gibt eine Menge englischer Hausfrauen, die solche Gerichte mit Begeisterung ausprobieren.

Ähnlich ist es mit dem Interesse an der Kräutermagie, die in angelsächsischen Ländern auch wesentlich verbreiteter ist als bei uns. Zumindest auf Anhieb werden Sie hier nicht viele Menschen finden, die zugeben, daß sie sich für magische Verwendung von Lavendelblüten interessieren. Aber die alten Rezepte und Rituale werden immer wieder neu veröffentlicht, und das wohl nur aus einem einzigen Grund: Es gibt eine Menge Leute, die etwas darüber wissen wollen – und bereit sind, Bücher über diese Dinge zu lesen oder sich auf andere Weise zu informieren. Wie groß dieses Interesse ist, konnte ich übrigens auch an der Resonanz erkennen, mit der mein Seminar über Mondmagie und Liebeszauber aufgenommen wurde.

Die Hauptanwendungsgebiete für Lavendel sind in unserer Zeit jedoch ohne jeden Zweifel die Förderung von Gesundheit und Schönheit und die Schaffung einer entspannten und harmonischen Atmosphäre. Doch auch wenn in diesem Buch der gesundheitliche Aspekt im Vordergrund steht, so sollen die anderen Bereiche zumindest kurz behandelt werden. Schließlich hat unsere heutige ganzheitliche Medizin gerade erst wieder das alte Wissen neu entdeckt, daß für eine echte Heilung Körper und Seele in Harmonie gebracht werden müssen – und daß Magie und schöne Düfte bei diesem Prozeß eine große Rolle spielen.

Lavendel für die Gesundheit

Nach neuesten wissenschaftlichen Erkenntnissen hat Lavendel – nachgewiesenermaßen – zahlreiche heilende Eigenschaften. Auf »Medizinerdeutsch« ausgedrückt, wirkt er (in unterschiedlich hohem Maße):

- analgetisch (schmerzstillend)
- antidepressiv (stimmungsaufhellend)
- antiinflammatorisch (entzündungshemmend)
- antiseptisch (keimhemmend)
- antispasmisch (krampflösend)
- karminativ (darmreinigend, blähungstreibend)

- desodorierend (geruchshemmend)
- zikatrisierend (wundheilend, narbenhemmend)
- diuretisch (entwässernd, harntreibend)
- expektorierend (auswurffördernd)
- emmenagog (menstruationsfördernd)
- hypotonisch (spannungslösend)
- nervin (belebend)
- sedativ (beruhigend)

Das klingt sehr wissenschaftlich und eindrucksvoll, aber die meisten Begriffe bleiben ohne Lexikon ziemlich abstrakt. Nachfolgend also eine kurze Beschreibung der wichtigsten Einsatzbereiche:

- *Lavendel wirkt heilend auf die Atemwege*
Durch die antiseptische (keimtötende) Wirkung vernichtet Lavendel Bakterien und andere Mikroorganismen, und durch seine schleimlösenden Eigenschaften kann Lavendel den Verlauf eines Katarrhs mildern. Lavendel hilft bei Erkältungen, Halsentzündungen, Husten, Nebenhöhlenentzündungen und Grippe.
- *Lavendel hat eine positive Wirkung auf den Kreislauf*
Lavendel wirkt beruhigend und spannungslösend und trägt infolgedessen dazu bei, hohen Blutdruck zu senken und Herzjagen zu beruhigen.
- *Lavendel hat eine heilende Wirkung auf Blase und Nieren*
Durch seine entwässernde Wirkung entlastet er die Nieren und fördert den Urinfluß.
- *Lavendel wirkt geruchsverbessernd*
Die keimtötenden und reinigenden Eigenschaften verhindern die Bildung von unangenehmen Körper- und Mundgerüchen.
- *Lavendel wirkt verdauungsfördernd*
Die darmreinigende Wirkung hilft bei Magenverstimmungen, Blähungen, Übelkeit und Zahnschmerzen.

- *Lavendel wirkt sowohl beruhigend als auch anregend*

Lavendel enthält beruhigende Substanzen und hilft infolgedessen bei Streß, Ängsten und Depressionen und lindert daraus resultierende Beschwerden wie Kopfweh, Migräne und Schlaflosigkeit. Neben der beruhigenden Wirkung hat das ebenfalls im Lavendel enthaltene Nervin auch einen belebenden, anregenden Effekt.

- *Lavendel wirkt speziell bei Frauenleiden*

Es beruhigt, normalisiert die Regel, kann prämenstruelle und klimakterische Beschwerden lindern und Scheidenpilzerkrankungen heilen.

- *Lavendel hilft bei Muskelschmerzen*

Lavendel wirkt schmerzlindernd, entzündungshemmend, krampflösend und deshalb beruhigend; er lindert Muskelschmerzen, Rheuma, Zerrungen und Verstauchungen, Krämpfe.

- *Lavendel wirkt Wunder bei Hautproblemen*

Lavendel bringt Entzündungen rasch zum Abklingen, wirkt der Narbenbildung entgegen und fördert die Bildung von neuem Gewebe. Hilfreich ist er auch bei juckenden Insektenstichen und kleineren Verbrennungen sowie bei Akne, Ekzemen und Schuppen.

Was hinter der Wirksamkeit des Lavendels steckt und wie Sie sie maximal nutzen können, steht in den nächsten Kapiteln. Und im zweiten Teil des Buches können Sie dann nachlesen, bei welchen Krankheiten, Beschwerden und Wehwehchen Sie sich und Ihrer Familie mit Hilfe der Lavendeltherapie das Leben leichter machen können.

Lavendelduft vertreibt Blattläuse

Es scheint eine Art Naturgesetz zu sein: Je schöner die Rosen, desto größer die Ungezieferplage. Mir bricht es jedesmal fast das Herz, wenn ich tatenlos zusehen muß, wie die kleinen grünen Monster die jungen Triebe und Knospen aussaugen. Sprühen, ob mit biologischen oder chemischen Mitteln, scheint angesichts hoher Kletterrosen ein Kampf gegen Windmühlenflügel zu sein.

Nun ist mir vor ein paar Jahren aufgefallen, daß die Rosen, die in der Nähe der Lavendelbüsche wachsen, sehr viel weniger unter Blattlausbefall leiden als freistehende Rosen. Seither pflanze ich meine Rosen nur dort an, wo sich auch meine Diva, der Lavendel, wohl fühlt. Ergebnis: Die widerwärtigen kleinen Rosenkiller, die den Lavendelduft nicht ausstehen können, ziehen sich angeekelt zurück.

Lavendel für eine harmonische Stimmung

Einen speziellen Geruch und das damit verbundene Gefühl tiefen Widerwillens habe ich heute noch in der Nase: Im Treppenhaus der Mietskaserne, in dem mir meine Klavierlehrerin Donnerstag für Donnerstag Unterricht gab, schlug mir immer der intensive Geruch von gekochtem Kohl entgegen. Nun muß ich zwar zugeben, daß ich keinerlei musikalisches Talent besitze und auch nur höchst widerwillig zum Klavierunterricht ging und nur meine Lehrerin glücklicher war als ich, als meine Eltern endlich einsahen, daß sie das Geld für die Klavierstunden zum Fenster herauswarfen – aber trotzdem frage ich mich heute manchmal, ob aus mir, wenn auch keine talentierte, so doch eine passable Klavierspielerin hätte werden können, wäre mir in dem Haus anstelle von Wirsing- und Weißkohldunst mit Kümmel ein Duft von Rosen, Jasmin oder Lavendel entgegengeschwebt ...

Wir wissen alle, wie Gerüche unsere Stimmung beeinflussen können. Wo es angenehm duftet, fühlt man sich wohl und willkommen, ist leistungsfähiger und insgesamt »besser gestimmt«. Und wie riecht es bei Ihnen zu Hause? Nach Putzmitteln mit synthetischem Zitronenduft? Nach Sagrotan? Nach Tannenduft aus der Sprühdose im Gästeklo? Nach kaltem Zigarettenrauch? Oder duftet es nach frischen Blumen und Gewürzen, nach Kräutern, Bienenwachs, nach Frühling, Sommer oder Herbst? Nach Kerzen, Bratäpfeln, vielleicht sogar nach Kaminfeuer? Übrigens, falls Sie Raucher in der Familie haben: Zum Vertilgen von Zigarettenqualm ist eine brennende Kerze wunderbar geeignet!

Um einen Raum mit lieblichem, natürlichem Duft zu füllen und heimelig zu machen, können Sie außer der Aromalampe, die jeder kennt und viele besitzen, auch einige andere Methoden anwenden:

- Füllen Sie eine Sprühflasche zur Hälfte mit warmem Wasser, geben Sie ein paar Tropfen von Ihrem Lieblingsduftöl hinein und sprühen Sie damit das Zimmer aus.
- Oder stellen Sie im Winter ganz einfach eine mit Wasser gefüllte Schale auf den Heizkörper, der Sie ein paar Tropfen ätherisches Öl hinzugefügt haben.
- In meiner zweiten Heimat, der Toskana, hänge ich an sonnenwarmen Sommertagen die frisch gewaschenen Kopfkissen und Bettbezüge zum Trocknen über die Lavendelbüsche im Garten. Sie können sich nicht vorstellen, wie gern man dort in die Betten kriecht! Zu Hause in München stecke ich, wie Sie vielleicht auch, ganz prosaisch die Wäsche in den Trockner. Aber manchmal, wenn ich Sehnsucht nach meinen mediterranen Gefilden habe, gebe ich ein paar Tropfen Lavendelöl auf ein Taschentuch und packe es mitsamt der Wäsche in den Trockner. Das ist nicht ganz so

gut wie der Duft von Sommer und blühenden Lavendel-
büschen, aber es ist zumindest der bestmögliche Ersatz.

- Manchmal, wenn ich einen Vortrag halten muß und vorher
  ein bißchen nervös bin, sprühe ich das Oberteil, das ich
  anziehen werde, vor dem Bügeln mit Wasser ein, dem ein
  paar Tropfen Lavendelöl hinzugefügt sind. Ich schwöre
  Ihnen, ich fühle mich dann gleich viel lockerer und ent-
  spannter – die Zuhörer übrigens auch, sie sind interessierter
  und lachen mehr.

Wenn ich keinen bestimmten Duft im Sinn habe, aber in
meinem Arbeitszimmer unterm Dach trotz Computer, Drucker
und Telefax das Gefühl haben möchte, schreibend in meinem
duftenden Sommergarten zu sitzen, dann schraube ich dort
ein Glas mit duftendem Potpourri auf. Allerdings nehme ich
schon längst nicht mehr eine der fertigen Mischungen, die man
überall kaufen kann und die oft so intensiv riechen, daß mein
Mann und meine Kinder immer die Flucht ergriffen haben,
wenn sie mich in meinem Dachzimmer besuchen kamen. Sie
kennen sicher diese bunten Mischungen aus gefärbten Holz-
schnipseln, falschen Blüten und Synthetikduft, bei denen man
beim Betreten des Raumes das Gefühl hat, besser nicht durch-
zuatmen. Inzwischen mixe ich meine Potpourris selbst. Das ist
gar nicht so schwer; gleich unten steht, wie das geht. Aber
begehen Sie bitte nicht, wie anfangs auch ich, den Fehler, das
Potpourri in einer großen Schale ins Zimmer zu stellen und
dort stehenzulassen. Das sieht vielleicht dekorativ aus, aber
der kostbare Duft ist bald dahin; was übrigbleibt, ist eine vor
sich hin staubende, krümelige Masse. Ein richtiges Potpourri
wird in einem verschließbaren Gefäß mit Deckel aufbewahrt.
Im Idealfall befindet sich darunter eine perforierte Glasab-
deckung – aber es geht auch ohne. Bevor Sie den Raum
benutzen, öffnen Sie den Verschluß und lassen das Potpourri

von der Sonne – oder einer anderen Wärmequelle wie einem Heizkörper oder einem Kamin – ein wenig aufwärmen. Auf diese Weise geben die Bestandteile des Potpourris ihren Duft ganz allmählich frei und erfüllen fast schwebend den Raum. Anschließend schrauben Sie den Deckel einfach wieder zu – bis zum nächsten Mal. Für ein Potpourri gibt es eigentlich kein Idealrezept. Probieren Sie einfach aus, bei welchem Duft Sie sich am wohlsten fühlen. Ich persönlich liebe – in vielen Abwandlungen – meine eigene mediterrane »Sommermischung«. Wenn Sie sie ausprobieren wollen: Nachfolgend finden Sie das Grundrezept dazu.

Sommer-Potpourri

Sammeln Sie, wann immer Sie in Ihrem Garten, im Urlaub oder bei einem Spaziergang Muße dazu haben, Blätter und Blüten schöner und duftender Pflanzen. Lavendel eignet sich wunderbar dafür, so Sie welchen finden, außerdem Kornblumenblüten, die zartblauen Blüten des Rosmarins oder die weißen der wilden Echten Kamille, wilde fliederfarbene Malven, goldgelbe Ringelblumen, Lorbeerblätter, Sonnenblumenkerne, Pinienkerne, wilde Minze, Thymian, Majoran – und natürlich Rosen. Davon kann man gar nicht genug nehmen. Ich hebe immer die Rosenblätter auf, die im Mai und Juni auf der Terrasse liegen, wenn die Kletterrose am Haus unter der Last ihrer suppentellergroßen Blüten fast zusammenbricht. Oder man sammelt von verblühenden Rosensträußen die Blüten ein. Trocknen Sie alle Blüten, Blätter und Kerne, bis sie knistern. Wie das im einzelnen geht, steht im nachfolgenden Kasten. Legen Sie anschließend alles in einen großen Karton und geben sie ein Fixiermittel hinzu, beispielsweise getrocknete Iriswurzel (in Gärtnereigeschäften, Kräuterhandlungen und Bastelläden erhältlich). Dies ist notwendig, damit die Düfte sich nicht verflüchtigen. Solche Mittel sind zunächst ziemlich teuer, aber man kommt lange damit aus. Fügen Sie ein paar Tropfen von Ihrem Lieblingsduftöl hinzu; für diese Mischung eignen sich natürlich die Duftnoten am besten, die an Sommer und mediterrane Länder erinnern, also Lavendel, Rosen, Geranium oder Jasmin. Vermischen Sie alles vorsichtig miteinander. Ein gutgemeinter Rat: Gehen Sie bedächtig mit den ätherischen Ölen um. 20 bis 25 Tropfen, an die Grundmischung gegeben, sind meist reichlich. Und seien Sie anfangs beim Kombinieren der ätherischen Düfte nicht zu experimentierfreudig, sonst riecht es bei Ihnen wie in einer Parfümerie. Oder Sie vermengen unversehens Düfte, die sich nicht miteinander vertragen; dann können Sie das gesamte Potpourri wegwerfen. Wenn Sie auf Nummer Sicher gehen und fertige Duftölmischungen kaufen wollen, ist ebenfalls Vorsicht geboten: Man neigt anfangs dazu, auch hiervon viel zuviel einzusetzen.

Haben Sie alles beieinander, lassen Sie alles ruhen – oder besser gesagt: reifen. Es dauert nämlich eine gute Weile, bis sich die Düfte miteinander verbunden haben. Ungefähr nach zwei Wochen ist die Mischung fertig. Wenn sich der Duft nach einiger Zeit verflüchtigt, geben Sie einfach hin und wieder ein paar Tropfen ätherischen Öles hinzu. Mittlerweile bin ich nach einigen mißglückten Duftorgien auch klüger geworden und belasse es wirklich bei ein paar Tropfen. Nur im Bad gehe ich mit Lavendelduft geradezu verschwenderisch um. Dort steht im Sommer ein großer duftender Lavendeltopf auf der Fensterbank, im Winter eine Schale mit Lavendelblüten; die Handtücher duften nach Lavendel, weil ich ein paar Tropfen Lavendelöl ins letzte Spülwasser gebe, und sogar in die Waschlotion habe ich ein paar Tropfen Lavendelöl hineingerührt (das geht natürlich nur bei neutralen Flüssigseifen). Neben der

Badewanne steht griffbereit ein großes Glas mit getrockneten Lavendelblüten, um sich jederzeit ein wundervolles Badewasser zubereiten zu können: ein Waschhandschuh aus Frottee, gefüllt mit einer Handvoll Blüten und mit einer Wäscheklammer oder einer Schnur unter den Wasserhahn gehängt, während das Badewasser einläuft, tut hier wertvolle Dienste.

So trocknen Sie ganze Kräuter und Blüten

Alle Pflanzen bestehen zu etwa 80 Prozent aus Wasser. Die Kunst des Trocknens besteht darin, das Wasser möglichst schnell zu entfernen, das Öl jedoch zu bewahren. Die besten Chancen haben Sie in einem abgedunkelten, gut gelüfteten Raum bei Temperaturen zwischen 21 und 28 °C. Eine gute Belüftung ist wichtig, damit die Feuchtigkeit, die den Pflanzen beim Trocknen entzogen wird, nicht im Raum bleibt. Ein Speicher mit einem Dachfenster ist ideal. Spannen Sie eine Wäscheleine, binden Sie Ihre Blumen und Kräuter zu lockeren, nicht zu dichten Sträußen zusammen und hängen Sie sie mit dem Kopf nach unten etwa für zwei Wochen an die Leine. Blüten können Sie locker auf eine in einen Rahmen gespannte Stoffwindel legen und diesen gelegentlich schütteln. Eine umweltfreundlich hergestellte, braune Papiertüte, in der die Pflanzenteile locker und lichtgeschützt lagern, stellt ebenfalls eine gute Möglichkeit des Trocknens dar, oder ein Backofen, der auf Mindesttemperatur geschaltet wurde (35 °C ist das absolute Maximum); bei besonders zarten, empfindlichen Blüten ist die letztgenannte Methode allerdings ein bißchen riskant. Probieren Sie es zunächst mit robusteren Sorten. Nicht vergessen: Die Ofentür muß dabei einen Spalt offenbleiben.

Vor der Weiterverarbeitung sollten die einzelnen Pflanzenteile wirklich strohtrocken sein. Das dauert je nach Methode zwischen sechs Stunden (im Backofen) und vier Tagen bis zwei Wochen. Ob es soweit ist, können Sie ganz leicht feststellen: Wenn die Blätter und Blüten zwischen Ihren Fingern knistern und krümeln, sind sie trocken.

Auf keinen Fall dürfen Sie die Pflanzen in der Sonne trocknen lassen. Bei zuviel Licht und Wärme verflüchtigt sich das Aroma im Handumdrehen. Bewahren Sie die Blüten in luftdicht verschlossenen, dunklen Gläsern auf, die mit Namen der Pflanze und Datum beschriftet sind. Getrocknete Blüten sind etwa ein halbes Jahr lang für medizinische Zwecke geeignet. Zur Dekoration können Sie sie selbstverständlich länger verwenden.

Noch ein Tip: Lavendel und Thymian sollten geerntet werden, wenn sie gerade zu blühen beginnen, und dann am besten an einem warmen, trockenen Tag am späten Vormittag. Lavendel wird meistens am Stiel getrocknet – wie bereits beschrieben, in einer Papiertüte oder in kleinen Bündeln (nicht mehr als zehn Stengel) mit dem Kopf nach unten an der Wäscheleine. Ist er trocken, brauchen Sie die Blüten nur vorsichtig abzustreifen. Besitzen Sie einen Kamin oder einen Ofen, werfen Sie die Stiele nicht weg. Sie duften wunderschön, wenn man sie ins Feuer wirft.

Duftsäckchen

Wie Sie vielleicht wissen, muß Lavendel nach der Blüte kräftig heruntergeschnitten werden, damit er nicht verholzt und er möglicherweise noch ein zweites Mal blüht. Das bedeutet, daß ich gegen Ende August Berge von Lavendel auf dem Boden liegen habe. Dann fangen meine Töchter und ich an, die kleinen Mitbringsel herzustellen, über die sich Freunde, Nachbarn und andere in der kalten Heimat Zurückgebliebene herzlich freuen. Wir suchen überall im Haus Stoffreste zusammen oder kaufen auf dem Markt die zarten Stofftaschentücher, die man in Italien immer noch für ein paar Pfennig bekommt. Die Lavendelblüten werden von den Stengeln gestreift und in eine große Schüssel gegeben. Wir machen das aber, wie gesagt, immer erst im August, wenn die Blüten an der lebenden Pflanze bereits völlig getrocknet sind. Ich weiß, daß man die wohlriechendsten Sachets und Kräutersäckchen eigentlich aus den blühend gepflückten und anschließend getrockneten Blüten herstellt. Aber ich bringe es nie übers Herz, den Lavendel im Juni oder Juli zu schneiden, wenn er in schönster Blüte steht und der ganze Garten in ein lilablaues, duftendes Blütenmeer getaucht ist, in dem sich die Schmetterlinge, Bienen und Hummeln aus der ganzen Umgebung einfinden. Also warten wir, bis die Blüten getrocknet sind und schneiden sie erst dann ab. Vielleicht duftet die Ernte dann nicht mehr ganz so intensiv, aber diesen Mangel kann man notfalls durch ein paar Tropfen Lavendelöl ausgleichen. Die mittlerweile an drei Seiten zu kleinen Kissen und Säckchen zusammengefaßten Stoffreste füllen wir mit getrockneten Lavendelblüten und nähen sie dann ganz zu. Manchmal nehmen wir auch nur die hübschen Taschentücher, geben ein wenig Lavendel darauf und binden die vier Enden mit einem farblich zum Taschentuch passenden Bändchen zusammen. Fertig. Die kleinen Kissen verströmen monatelang einen wunderbaren Duft und lassen einen beim Einschlafen von Ferien und warmen, duftenden Sommernächten träumen. Und die Säckchen, in Schränke und Schubladen gelegt, verzaubern Wäsche und Kleidung mit einem ganz zarten wunderbaren Duft, der obendrein noch den Vorteil hat, daß die Motten ihn, weiß der Himmel warum, nicht ausstehen können!

Das nachfolgende Rezept für ein außergewöhnliches Lavendelblütensäckchen stammt aus einem französischen Pharmaziebuch der Jahrhundertwende.

Sachet à la Lavande des Alpes

Lavendelblüten ohne Blütenschopf	100 Gramm
Kristallisiertes Vanillin	0,25 Gramm

Synthetischer Moschus in	
großen Kristallen, pulverisiert	0,20 Gramm
Ylang-Ylang-Extrakt	5 Gramm
Lavendelblütenöl	5 Gramm

Wählen Sie besonders schöne Blüten aus, lassen Sie sie ganz. Lösen Sie Vanillin und Moschusextrakt in Ylang-Ylang-Essenz auf, fügen Sie das Lavendelöl hinzu und geben Sie die Mischung über die Blüten. Alles sorgfältig miteinander vermengen und anschließend in kleine Säckchen (am besten doppelwandige) oder Flaschen füllen. Gut verschließen!

Wenn Sie sich über die angegebenen Mengen wundern sollten, haben Sie völlig recht. Das Lehrbuch ist für Apotheker gedacht, und die hergestellten Mengen sind für den portionsweisen Verkauf bestimmt. Probieren Sie das Rezept erst einmal mit einer winzigen Menge aus. Sie werden merken, wie viel bereits 5 Gramm Lavendelblüten ohne Blütenschopf ergeben!

Für Sachets mit kostbaren Zutaten sollte die Füllung sehr fein oder zumindest als relativ grob granuliertes Pulver aufbereitet sein: Im Mörser oder in der Mühle fein zerstampfen oder mahlen und entweder pur oder gestreckt mit Tonka, Iris, Talkum oder Kaolin in ein Sachet aus doppelt gelegtem Stoff füllen; im Idealfall geben Sie die Zutaten in ein sehr feines Innensäckchen aus zarter Baumwolle, das Sie dann in das eigentliche Sachet stecken.

Lavendel – für die Schönheit mit Haut und Haar

Sie brauchen mir nicht zu glauben, wenn ich Ihnen versichere, daß Lavendelöl auch im kosmetischen Bereich ein Wundermittel für Haut und Haar ist. Am besten, Sie probieren es einfach selbst aus. Sie können damit wirkungsvoll Akne bekämpfen,

Lavendel gegen Flöhe und Zecken

Wenn Sie Hunde haben, kennen Sie das Problem: Je schöner der Sommer und je länger und interessanter die Spaziergänge, desto mehr Ungeziefer rückt unseren Mitbewohnern auf den Pelz. Jahrelang habe ich die feindlichen Truppen einigermaßen erfolgreich mit den Flohhalsbändern aus der Apotheke in Schach gehalten. Sie stinken zwar widerlich, aber sie wirken. Doch dann wurde ausgerechnet unser großer Hirtenhund, der den ganzen Tag lang in der Macchia herumstreift, allergisch gegen diese chemisch imprägnierten Halsbänder. Das Wechselspiel war höllisch: Trug er ein Flohhalsband, kratzte er sich blutig; trug er keins, fraßen ihn Zecken und anderes Ungeziefer auf. In meiner Not habe ich in meinen Kräuterbüchern nachgelesen, welche Pflanzendüfte diese kleinen Blutsauger am wenigsten leiden können. Daraufhin habe ich drei extralange (mein Hund ist ziemlich groß), breite Schnürbänder besorgt. Das erste habe ich in Teebaumöl getaucht, das zweite in Lavendel- und das dritte in Eukalyptusöl. Aus den drei Schnürsenkeln habe ich einen Zopf geflochten und diesen meinem geplagten Hund um den Hals gebunden. Ob Sie's glauben oder nicht: Die feindlichen Truppen zogen sich angewidert zurück. Probieren Sie es aus! Nicht vergessen: Von Zeit zu Zeit sollten Sie die Bänder neu imprägnieren.

Nachbemerkung: Um ganz sicherzugehen, habe ich in einer Art »Overkill« auch noch den Hundekorb mit Lavendelblüten und Eukalyptusblättern ausgelegt, wie es die englische Herbalistin Barbara Griggs empfiehlt. Das war meinen Hunden dann aber doch zuviel. Seitdem schlafen sie auf dem Teppich.

Pickel eintrocknen und sogar kleine Fältchen glätten – auch wenn man in dieser Beziehung keine Wunder erwarten darf. Sie können mit Lavendelöl Narben pflegen und Wachstums- bzw. Schwangerschaftsstreifen glätten. Sie können, wenn Sie mit Ihrem Haar unzufrieden sind, die Heilkraft des Krautes dazu verwenden, zu fettiges oder zu trockenes Haar zu nor-

malisieren. Es gibt sogar sehr ernstzunehmende Aromatherapeuten, die Männern mit Neigung zur Glatzenbildung Lavendelöl verordnen und versichern, daß die Geheimratsecken an
der hohen Männerstirn nicht gar zu schnell größer werden,
wenn sie das Haar regelmäßig damit einmassieren. Aber wie
gesagt: Glauben brauchen Sie mir das nicht – probieren Sie es
einfach aus.

Lavendel gegen Haarprobleme

Die wenigsten Menschen sind mit ihrem Haar zufrieden. Daran
wird sich vermutlich auch nichts ändern, solange die Probleme, über die sie so gern klagen (zu dünn, zu trocken, zu fettig,
Schuppen), nur vorübergehend beseitigt oder gemildert sind.
Aber Sie können es ja einmal mit Lavendel versuchen.
Fettige Haare sind ein weitverbreitetes Übel und darauf zurückzuführen, daß die Talgdrüsen in der Kopfhaut ständig
Überstunden machen. Bereits wenige Stunden nach der Haar-
wäsche beginnen die Haare schon wieder nachzufetten, und
innerhalb kurzer Zeit breitet sich ein öliger Film über das
gesamte Haar aus. Häufiges Waschen führt dazu, daß die Haare
noch schneller nachfetten; ein wahrer Teufelskreis beginnt,
besonders dann, wenn man die falschen Shampoos verwendet.
Ähnlich unerfreulich ist es, wenn die Talgdrüsen zuwenig
arbeiten und nicht genügend Fett produzieren. Ergebnis: Die
Kopfhaut ist trocken und das Haar ebenfalls, es sieht stumpf,
spröde und glanzlos aus. Mit Lavendelöl können Sie dazu
beitragen, daß Ihr Körper bei der Talgproduktion ein wenig
maßvoller vorgeht. Das hat dann natürlich zur Folge, daß Ihre
Haare dadurch schöner werden. Allerdings: Ein wenig Geduld
brauchen Sie schon!

Shampoo gegen trockenes Haar

8 Tropfen Lavendelöl
6 Tropfen Sandelholzöl
4 Tropfen Orangenöl
2 Tropfen Ylang-Ylang-Öl

Einmal pro Woche als Packung (mit 2 Eßlöffel Weizenkeimöl oder Olivenöl extra vergine vermischt) auf die Haare geben. Strähne für Strähne damit einstreichen, Plastikhaube aufsetzen, Frotteetuch um den Kopf wickeln und zwei Stunden einwirken lassen. Die am besten geeigneten Trägeröle sind Weizenkeim-, Jojoba- und reines Olivenöl, aber preiswertes Sonnenblumenöl geht auch, so lange es sich um rein reines, nicht raffiniertes Pflanzenöl handelt.

Shampoo gegen fettiges Haar

Das folgende Shampoo gegen fettiges Haar ist ziemlich aufwendig und nur dann sinnvoll, wenn Sie eine große Kollektion von ätherischen Ölen besitzen oder einen Aromatherapeuten finden, der Ihnen diese Mischung herstellt. Aber manche Menschen schwören darauf!

10 Tropfen Lavendelöl
10 Tropfen Zedernöl
10 Tropfen Zypressenöl
10 Tropfen Ginsteröl
5 Tropfen Melissenöl
5 Tropfen Bergamottöl

mit 100 Milliliter geruchsfreiem, pH-neutralem Shampoo vermischen und die Haare regelmäßig damit waschen.

Shampoo gegen Haarausfall

8 Tropfen Lavendelöl
8 Tropfen Lorbeeröl
8 Tropfen Rosmarinöl

8 Tropfen Ginsteröl
5 Tropfen Zedernöl
4 Tropfen Salbeiöl
4 Tropfen Thymianöl
mit 100 Milliliter neutralem Shampoo vermischen und die Haare regelmäßig damit waschen.

Shampoo gegen Schuppen
8 Tropfen Lavendelöl
8 Tropfen Rosmarinöl
6 Tropfen Ginsteröl
3 Tropfen Kamillenöl
3 Tropfen Teebaumöl
2 Tropfen Thymianöl
mit 100 Milliliter neutralem Shampoo vermischen und Haare regelmäßig damit waschen.

Zur allgemeinen Pflege
Waschen Sie sich die Haare mit einem neutralen Shampoo, das Sie mit den nachfolgend aufgeführten Duftölessenzen pro 50 Milliliter neutralem Shampoo angereichert haben:
10 Tropfen Lavendelöl
8 Tropfen Teebaumöl
4 Tropfen Thymianöl

Haarkur
5 Tropfen Lavendelöl
5 Tropfen Geraniumöl
2 Tropfen Sandelholzöl
mit 30 Milliliter Trägeröl (Jojobaöl und Weizenkeimöl sind besonders gut geeignet) vermischen und Strähne für Strähne das Haar damit einstreichen. Plastikhaube aufsetzen, Handtuch um den Kopf wickeln und über Nacht einwirken lassen,

mindestens aber für zwei Stunden, dann Haare mit normalem Shampoo waschen und gründlich spülen. Einmal pro Woche anwenden.

Nicht jedermanns Sache, aber seit Jahrhunderten bewährt, ist folgendes Rezept zur Haarpflege: Zwiebeln enthalten viel Schwefel und sind deshalb gesund für strapaziertes Haar. Reiben Sie vor dem Haarewaschen Ihre Kopfhaut sorgfältig mit einer rohen Zwiebel ein und lassen Sie den Saft eine halbe Stunde lang einziehen. Danach das Haar gründlich waschen. Riecht nicht gut, gibt Ihrem Haar aber Glanz und Leben zurück.

Lavendelwasser, selbstgemacht

Wenn Sie nach England kommen, werden Sie schnell merken, daß dort Lavendelwasser sehr gefragt ist. Seit fast vier Jahrhunderten bestimmt »lavender water« den typischen Duft meist nicht mehr ganz junger englischer Ladys aus der gehobenen Gesellschaftsschicht. Sie alle riechen, so heißt es leicht ironisch, aber liebevoll, nach »lavender and old lace« – Lavendel und alter Spitze. Wenn Sie an fertigem Lavendelwasser schnuppern oder die nachfolgenden Rezepte ausprobieren, werden Sie übrigens sehr rasch merken, daß die Bezeichnung »water« nicht ganz zutreffend ist: Englisches Lavendelwasser besteht zum größten Teil aus Alkohol, jedenfalls in den meisten Fällen. Alkoholfrei ist nur das Lavendelwasser, das bei der Wasserdampfdestillation übriggeblieben ist, das sogenannte Hydrolat oder Aquarom. Das ist zwar nicht annähernd so konzentriert wie das ätherische Öl, aber von hervorragender Qualität.
Lavendelhydrolat (in Duft- und Kräuterhandlungen erhältlich)

gilt als hautreinigend und desinfizierend und ist deshalb zur Herstellung von Naturkosmetik hervorragend geeignet. Außerdem soll es gegen Kopfschmerzen helfen, wenn die Schläfen damit eingerieben werden, und gegen Fußpilz, wäscht man die Füße damit regelmäßig abends und morgens.

Einige Rezepte für Lavendelwasser
- Geben Sie in eine Literflasche 30 Milliliter Lavendelöl, einen Tropfen Moschus und einen dreiviertel Liter Weingeist. Kräftig schütteln. Ein paar Tage ruhenlassen, wieder schütteln, dann in kleine Flaschen mit luftdichtem Verschluß umfüllen.
- Ein wenig aufwendiger ist das folgende Rezept für alkoholhaltiges Lavendelwasser. Es eignet sich gut als Eau de Cologne, Eau de Toilette und als Rasierwasser.
  90 Tropfen Lavendelöl
  1 Tropfen Rosmarinöl
  1 Tropfen Orangenblütenöl
  1 Tropfen Geraniumöl
  1 Tropfen reines Benzoeharz
  mit 100 Milliliter 80prozentigem Alkohol vermischen, schütteln und einige Tage ruhenlassen.

Noch britischer als »lavender water »ist »lavender vinegar«: *Lavendelessig*, eine Art Eau de Toilette und, mit destilliertem Wasser verdünnt, ein sehr geschätztes und preiswertes Mittel zur Hautpflege. Lächeln Sie nicht zu früh: Die Engländerinnen sind seit langem für ihre wunderbare Haut berühmt. Lavendel, Sie erinnern sich, besänftigt übereifrige Talgdrüsen, ist antiseptisch und regt das Wachstum neuer, gesunder Zellen an. So wird's gemacht:

- Geben Sie frische Lavendelblüten in eine Flasche, füllen Sie sie mit reinem Weißwein- oder Apfelessig auf und lassen Sie das Ganze eine Woche lang ziehen. Vergessen Sie nicht, jeden Tag mindestens einmal zu schütteln. Nach einer Woche durch weißes Filterpapier filtern und in eine hübsche Flasche umfüllen. Das war die schlichte Version.
- Komplizierter und edler ist die folgende: Sammeln Sie Rosenblätter, Lavendel- und Jasminblüten und trocknen Sie sie, bis sie knistern. Geben Sie auf 120 Gramm Rosenblätter je 30 Gramm getrocknete Blüten von Lavendel und Jasmin. Vermischen Sie alles gut miteinander und gießen Sie 1 Liter Weißweinessig drüber. Gut schütteln und zwei Wochen lang ziehen lassen. Dann einen Viertelliter Rosenwasser (gibt es preiswert in der Apotheke) dazugeben und erneut alles sorgfältig miteinander vermischen.

Lavendelessig reinigt und erfrischt die Gesichtshaut. Aber vergessen Sie nicht, daß er stark verdünnt werden muß, ehe er mit der zarten Gesichtshaut in Berührung kommt. Geben Sie deshalb einen Teil Lavendelessig auf vier Teile Wasser oder auch, je nach Wasserqualität, Mineralwasser.

Schönheitsbad

Man hat herausgefunden, daß ätherische Öle auch über die Haut in den Organismus gelangen. Am schnellsten (20 bis 40 Minuten) geht es bei Eukalyptus- und Thymianöl. Bei Lavendelöl dauert es ein wenig länger. Aber man kann den Prozeß beschleunigen, wenn man in der warmen Badewanne liegt. Mit einem Lavendelvollbad können Sie das Angenehme mit dem Nützlichen verbinden und gleichzeitig etwas für die Gesundheit und die Schönheit tun. Die erfrischende, anregende und zugleich entspannende Wirkung eines Lavendelbads hat übrigens schon der alte Pfarrer Kneipp gepriesen. Wie sich das nicht wasserlösliche, ätherische Öl am besten mit dem Badewasser verbinden läßt, lesen Sie auf Seite 82ff. Oder Sie gehen gleich in eine Apotheke oder Kräuterhandlung und besorgen sich einen guten Emulgator, den Sie mit dem ätherischen Öl Ihrer Wahl und einem guten Basisöl verrühren. Hier die Mischungsangaben für vier bis fünf Vollbäder:

80 Milliliter Basisöl
10 Milliliter ätherisches Öl
10 Milliliter Emulgator
Vergessen Sie nicht, die Flasche kräftig zu schütteln, ehe Sie sie ins Badewasser schütten – und genießen Sie Ihr Bad in dem Gefühl, daß Sie sich danach nicht mehr eincremen müssen!

Lavendel für schöne Hände

Die englische Kräuterspezialistin Barbara Griggs empfiehlt für strapazierte Hände folgendes Mittel: Geben Sie 50 Milliliter Mandelöl oder reines Olivenöl in eine Flasche, fügen Sie 25 bis 30 Tropfen ätherisches Lavendelöl und den Inhalt einer Kapsel Vitamin E hinzu. Gut schütteln und verschließen! Abends vor dem Zubettgehen erwärmen Sie die Flasche – beispielsweise in (fast) heißem Wasser – damit das Öl angenehm geschmeidig wird. Dann geben Sie ein wenig davon in Ihre Hände und massieren Sie es sanft in die Haut ein; vergessen Sie dabei die Fingerspitzen nicht. Den Überschuß mit einem Küchentuch abtupfen. Falls Ihnen diese Mischung zu ölig ist, können Sie auch eine einfache, unparfümierte Handcreme kaufen und sie mit Lavendelöl (25 bis 30 Tropfen auf 125 Gramm) und einer Kapsel Vitamin E anreichern.

Magischer Lavendel

Die alten Römer haben mit dem Lavendel nicht nur ihr Bad zum Duften gebracht. Auch sonst stand die Pflanze bei ihnen in hohen Ehren. Sie war Vesta geweiht, der Göttin des Herdes und des Herdfeuers. Ihre Priesterinnen, die Vestalinnen, schmückten sich während der Opferrituale ihr Haar mit den duftenden Blüten. Von den Römern stammt auch die alte Tradition, in der Hochzeitsnacht Lavendelblüten unter die Laken zu legen. Die jungen Bräute standen dadurch unter dem Schutz der Göttin und brauchten keine Angst vor der Hochzeitsnacht zu haben.

Im Mittelalter haben die Hexen Lavendel ins Feuer geworfen, um ihrer Göttin Rauchopfer zu bringen, doch das ist nur eines von vielen magischen Ritualen. Der Lavendel zählt seit jeher bei den Magiern zu den Pflanzen, denen vielerlei Bedeutungen und Einsatzbereiche zukommen. Zum einen wird der Lavendel mit Sauberkeit und Reinlichkeit in Beziehung gebracht und entsprechend – als Blüte zum Löschen ungelöster Schuld – auch mit Ehrlichkeit und Aufrichtigkeit. Verwendet werden sowohl die Blüten als auch das gesamte Kraut. Ein besonders schönes Ritual können Sie mit einem magischen Öl aus Lavendel durchführen, wenn Ihre Seele ein wenig aus dem Gleichgewicht geraten ist.

Zauberöl für Seelenfrieden

Der Lavendel, glauben die Magier, besitzt so starke Wirkkräfte, daß er trübe Gedanken vertreiben kann, wenn man ihn nur anschaut. Wenn allerdings der Blick und der Duft einmal nicht ausreichen, gibt es noch eine andere Methode, die Sie immer dann anwenden können, wenn Sie das Gefühl haben, daß etwas nicht richtig sei, obgleich – von außen betrachtet – gar kein Grund dazu besteht: Wenn Sie zum Beispiel im Beruf endlich den Durchbruch geschafft haben und eigentlich allen Grund hätten, glücklich zu sein, es aber trotzdem nicht sind, oder wenn Sie sich glücklich verliebt haben und wiedergeliebt werden und trotzdem das Mißtrauen nicht abschütteln können, dann kann Lavendel dazu beitragen, daß Sie mit sich selbst und Ihren verwirrten Gefühlen ins reine kommen. Das folgende Ritual mit einem magischen Lavendelöl – das allerdings etwas Vorbereitung erfordert – mag Ihnen dabei helfen.

Der Lavendel wird im Sommer zur Blütezeit und möglichst in einer Vollmondnacht geschnitten. Am nächsten Morgen geben Sie eine reichliche Handvoll der frischen duftenden Blüten zusammen mit einem Viertelliter pflanzliches Öl (etwa Oliven- oder Sonnenblumenöl) in einen Glasbehälter. Dieses Gefäß steht nun gut verschlossen ein paar Tage lang im Freien, so daß tagsüber die Sonne und nachts der Mond darauf scheinen können. Schreiben Sie auf einen Zettel folgenden Spruch und legen Sie ihn unter das Glas:

Durch die Kraft des Lavendels
und die Kraft der Sonne
wird meine Traurigkeit abnehmen
so wie der Mond.

Bei Neumond die Flüssigkeit filtern und in einer festverschlossenen, dunklen Flasche aufheben, bis eine Situation kommt, bei der Sie sie benötigen. Wenn Sie sich dann mit dem magischen Öl einreiben, können Sie damit rechnen, daß der Lavendel Ihr Herz berührt und die dunklen Schatten erhellt.

Liebeszauber

Lavendel wird aber auch seit alters her als Liebeszauber verwendet. Kleidungsstücke, in die der Duft von Lavendelblüten eingerieben wurde, oder Lavendelblüten, in einem kleinen Beutel am Körper getragen, in Schubladen und Schränke gelegt, zieht, so glaubte man, Liebe geradezu magisch an. Auf Briefpapier, zart mit Lavendelblüten parfümiert, schrieben unsere Großmütter ihre Liebesbriefe, und falls wir heute wirklich hier und da noch einmal einen Brief schreiben, anstatt anzurufen oder ein Fax zu senden, ist das immer noch eine zauberhafte Idee. Vor allem Männer, so glaubte man früher, werden vom Lavendelduft magisch angezogen, und lange Zeit war Lavendelwasser der typische Duft der Prostituierten – einerseits sollen durch die magische Anziehungskraft der Pflanze Kunden angelockt worden sein, und andererseits – so heißt es zumindest – schützten ein paar Lavendelblüten oder ein Lavendelzweig, am Leib getragen, vor grausamer Behandlung. Aber auch »brave Mädchen« hatten einen Zweig Rosmarin und ein wenig Lavendel bei sich, wenn sie sich mit jungen Männern trafen, die sie zwar sehr interessierten, aber von deren ehrenhaften Absichten sie nicht ganz überzeugt waren.

Lavendelorakel

Verbrannt oder zerstoßen sollten die Blüten guten Schlaf bewirken, wenn man sie im Hause auf dem Boden ausstreute, und ein Lavendelstrauß im Zimmer sorgte mit seinem Duft dafür, daß Frieden im Haus herrschte. Man räucherte Lavendel, um – aus welchem Grund auch immer – Geister zu sehen, trug einen Lavendelzweig zum Schutz vor Krankheit und dem bösen Blick. Mit einem Lavendelbad reinigte man sich vor einem magischen Ritual, und schließlich nutzte man Lavendel, um zu erfahren, ob sich ein Wunsch erfüllen wird.

Die Durchführung ist einfach: Tu Lavendel unters Kissen, wenn du einen Wunsch hast, und zwar am Abend vor dem Einschlafen. Wenn du am Morgen merkst, daß du etwas geträumt hast, das mit diesem Wunsch in Verbindung steht, dann geht er in Erfüllung. Wenn du dagegen nichts geträumt hast, jedenfalls nichts, was damit in Zusammenhang steht, dann wird sich der Wunsch nicht erfüllen.

Wer einen Partner zum Lieben sucht ...

Besorgen Sie sich bei zunehmendem Mond ein paar Gramm Lavendelblüten, getrocknete Kornblumenblüten, ein wenig Baldrianwurzel und ein Lorbeerblatt. Zerstoßen Sie die Kräuter mit einem Mörser und vermischen Sie sie gut. Dann nehmen Sie ein kleines quadratisches Stückchen Stoff, geben die Kräutermischung (es braucht nur ganz wenig zu sein) in die Mitte, fassen den Stoff zu einem Säckchen zusammen und binden ihn mit einem Bändchen in der Farbe des Stoffes zu (Rot oder Rosa ist für einen Liebeszauber ideal). Denken Sie, während Sie den Knoten binden, ganz intensiv an das, was Sie sich wünschen. Dann machen Sie sicherheitshalber noch einen Doppelknoten – fertig. Übrigens kommt es nicht auf die Größe des Säckchens an. Wenn Sie auf der Suche nach einem Liebsten sind, reicht ein ganz kleines, denn Sie sollen es ja immer bei sich tragen – zumindest so lange, bis es seine Aufgabe erfüllt hat.

Dieser Zauber, so versichern weise Kräuterhexen, sei unwiderstehlich. Aber Sie müssen ihn natürlich durch Handlungen in der realen Welt unterstützen. Nehmen Sie sich selbst und Ihre Umwelt bewußt wahr und gehen Sie auf Menschen zu, seien

Sie herzlicher und offener. Ihr Liebeszauber wird Ihnen den richtigen Partner zeigen.

Zauberkraut Lavendel

Die alten Magier und Kräuterkundigen ordneten den heilkräftigen Pflanzen jeweils einen Planeten und eines der vier Elemente zu und gaben ihnen allen ein Geschlecht. Für den Lavendel entschieden sie:

Planet: Merkur

Element: Luft

Geschlecht: männlich

Wirkungsbereich der magischen Kräfte: Liebe, Schutz, Schlaf, Züchtigkeit, Langlebigkeit, Reinigung, Glück, Frieden

---

Allerdings – Magie muß durch entsprechende Handlungen in der realen Welt unterstützt werden. Wenn man ein Säckchen mit Lavendel am Körper trägt oder ein Lavendelbad nimmt, so kann es den Heilungsprozeß fördern, aber zusätzlich muß man sich darum bemühen, auf medizinischer Ebene alle nur denkbare Hilfe zu bekommen. Grundsätzlich ist vorbeugen natürlich besser als heilen. Wer also zu Krankheiten neigt, sollte solche Säckchen immer bei sich tragen – und etwa alle drei Monate austauschen!

Ein wenig Hintergrund,
denn »Wissen ist Macht«

Zwei Takte Botanik

Auch wenn Sie dieses Kapitel an Ihren Biologieunterricht in der Schule erinnert: Ein bißchen sollten Sie schon über den botanischen Hintergrund der Pflanze wissen, die zu den Superstars unter den Heilkräutern gehört. Selbst wenn Sie nicht die Absicht haben, Lavendel im großen Stil in Ihrem Garten anzupflanzen und Ihre eigenen Heilmittel daraus zu gewinnen – was ziemlich wahrscheinlich und in Anbetracht unserer klimatischen Verhältnisse auch sinnvoll ist –: Pflanzen Sie wenn irgend möglich trotzdem ein paar Lavendelsträucher in Ihren Garten oder Ihren Balkonkasten. Sie werden Ihnen nicht nur mit leuchtenden Farben danken, sondern auch mit einem Duft, der schon allein Balsam für die Seele ist. Und für ein paar Lavendelkissen, ein Potpourri und einige entspannende Bäder reicht die Ernte allemal. Nicht nur das: Wahrscheinlich wirken die selbstgezogenen Kräuter auch besser als die Blüten, die Sie in der Kräuterhandlung kaufen. Abgesehen davon, daß die Gartenarbeit an sich Ihrem Körper und Ihrer Seele gut tut, bin ich davon überzeugt, daß die Heilpflanzen aus dem eigenen Garten schon allein deshalb größere Heilkraft besitzen als »100 Gramm getrocknete Lavendelblüten bitte« vom Apotheker, weil wir sie mit Liebe anbauen, gießen und pflegen. Somit sind wir ihnen auch stärker verbunden – und sie mit uns. Das ist nicht anders als mit den Früchten aus dem eigenen Garten. Wer wollte bestreiten, daß die selbstgemachte Marmelade von den selbstgepflückten Erdbeeren besser schmeckt als jede Edelkonfitüre aus dem Fein- oder Naturkostladen!

Nachfolgend habe ich einige Hinweise zusammengestellt, damit Sie wissen, bei welchen Arten Sie die größten Aussichten auf Erfolg haben.

Der Lavendel ist ein Mitglied der botanischen Großfamilie der Lippenblüter, zu der auch Salbei, Rosmarin, Minze und Thymian gehören. Die Botaniker unterscheiden vier Lavendelarten: *Lavandula angustifolia*, den Echten Lavendel, *Lavandula latifolia*, den Speik- oder Spiklavendel, *Lavandula dentata*, den Zahnlavendel, und *Lavandula stoechas*, den Schopflavendel. Das könnte man sich, sofern man sich für Lavendel interessiert, leicht merken, denken Sie möglicherweise. Aber in Wirklichkeit ist die Sache leider nicht so einfach. Aus Gründen, die man heute nicht mehr nachvollziehen kann, hat sich der botanische Name, an dem man eine Pflanze normalerweise auch international eindeutig identifizieren kann, beim Lavendel nicht durchgesetzt. Jedes Mittelmeerland hat »seine« typische Sorte (die dort ursprünglich wild wuchs) und meist mit einem eigenen botanischen Namen, so daß man wirklich große Mühe hat, herauszufinden, um welche der vier Sorten es sich nun eigentlich handelt. Außerdem wird häufig von »englischem Lavendel«, von »französischem« oder »spanischem Lavendel« gesprochen, und jeder meint damit etwas anderes. Das allein wäre schon kompliziert genug. Hinzu kommt, daß es mittlerweile unzählige Hybriden gibt, die ursprünglich, als der Lavendel noch ausschließlich wild wuchs, durch Kreuzung von Echtem Lavendel und Speiklavendel entstanden sind, inzwischen aber längst in großem Stil für die Parfümölgewinnung in riesigen Plantagen kommerziell angebaut werden. Mittlerweile kursieren weit über 100 verschiedene Lavendelarten. Die duftende und »anspruchslose« Pflanze wächst in vielen Teilen der Welt und kreuzt sich so gern und mühelos mit anderen Lavendelsorten, daß nicht einmal die Botaniker mit letzter Gewißheit sagen können, wie viele Sorten es nun eigentlich gibt. Sicher ist nur: Längst nicht alle sind für Heilzwecke geeignet.

Die verschiedenen Lavendelsorten enthalten zum Teil völlig unterschiedliche Substanzen. Manche sind für die Parfümindustrie hervorragend geeignet, aber medizinisch völlig wertlos. Andere sind für bestimmte Krankheiten hilfreich, aber in manchen Fällen sogar schädlich. Und wieder andere sind als Duftöl wunderbar, als Heilkraut jedoch gänzlich ungeeignet. Der echte, ursprüngliche Lavendel aus dem französischen Hochland enthält beispielsweise etwa 160 verschiedene Wirkstoffe, der wesentlich billigere aus den Monokulturen im (ebenfalls französischen) Flachland nur ungefähr 40.

Bei dem Lavendel, der zunächst zaghaft, aber immer häufiger Einzug in unseren Gartencentern hält, handelt es sich meistens um Varianten des Echten Lavendel, L. angustifolia, oder um Hybridenpflanzen. Wer ausgefallenere Arten sucht, hat am ehesten Erfolg bei einer Staudengärtnerei, die auf seltenere Pflanzen spezialisiert ist.

Aber wir sollten uns nichts vormachen: So sehr wir den Lavendel lieben, weil er so schöne blaue, mittlerweile auch weiße und rosa Blüten hat und nach Süden und großen Ferien riecht – er stammt aus dem Mittelmeerraum und fremdelt in unseren Breitengraden oft ein bißchen. Nicht nur das: Die Pflanze, die sonnige, warme Plätzchen und lockere, kalkhaltige Böden liebt, in denen das Regenwasser leicht abfließt, ist bei uns leider meist nicht genügend winterhart. Wenn Sie dazu beitragen möchten, daß sie sich in unserem vergleichsweise rauhen Klima einigermaßen wohl fühlt, müssen Sie ihr das beste Plätzchen im Garten anbieten, das warm, sonnig und geschützt ist, und ihr auch über den Winter helfen – mit

Fichtenzweigen und einer gemütlich warmen Mulchschicht. Nach der Blüte im Spätsommer sollten Sie den Lavendel kräftig herunterschneiden, sonst verholzt er und verliert seinen südländischen Charme.

Die verschiedenen Lavendelarten

Die bei uns am besten bekannte und auch am weitesten verbreitete Sorte ist der sogenannte *Echte Lavendel*. Er stammt ursprünglich aus den hohen Berglagen Südfrankreichs – der Lavendel aus der Haute Provence ist immer noch der berühmteste, wird aber längst auch in anderen Ländern und tieferen Lagen erfolgreich und in riesigen Mengen angebaut. Ein bißchen verwirrend ist, daß der Echte Lavendel unter drei verschiedenen botanischen Namen geführt: wird: Lavandula angustifolia, Lavandula vera und Lavandula officinalis, wobei die Bezeichnung Lavandula officinalis meist, aber nicht immer, für den wildwachsenden Lavendel aus der Provence verwendet wird. Der Echte Lavendel wird wegen seines besonders edlen Dufts von Parfümeuren wie von Aromatherapeuten bevorzugt. Der Echte Lavendel wird bis zu 60 Zentimeter hoch, hat einen sehr feinen, zarten Duft und gehört zu den sogenannten Heil- und Medizinalpflanzen. Er wirkt antidepressiv, harmonisierend, nervenstärkend, blutdrucksenkend, luftreinigend, antiseptisch, stärkt das körpereigene Immunsystem, fördert die Bildung von weißen und roten Blutkörperchen und wirkt sowohl schlaffördernd als auch regenerierend. Den schlichten Echten Lavendel finden Sie mittlerweile in jedem Gartencenter. Falls Sie eine größere Auswahl wünschen: In speziellen Staudengärtnereien können Sie von Lavandula angustifolia die folgenden relativ unempfindlichen Sorten finden:

- Lavandula angustifolia »Alba«, den weißen Lavendel, ca. 60 Zentimeter, reinweiße Blüten, stark wachsend
- Lavandula angustifolia »Dwarf Blue«, ca. 30 Zentimeter hoch, hellblaue Blüten, duftender, kompakter Strauch
- Lavandula angustifolia »Hidcote«, kleiner silberfarbener Busch, ca. 30 Zentimeter, dunkelviolettblaue Blüten
- Lavandula angustifolia »Hidcote Blue«, violettblaue Blüten, berühmte Sorte
- Lavandula angustifolia »Hidcote Pink,« ca. 35 Zentimeter hoch, mit zartrosa Blüten
- Lavandula angustifolia »Munstead«, 40 Zentimeter hoch, leuchtendblaue Blüten, besser im Wachstum als Hidcote Blue
- Lavandula angustifolia »Silbermöve«, ca. 40 Zentimeter hoch, blaue Knospen, weiße Blüten und silbernes Laub
- Lavandula angustifolia »Rosea«, kompakter im Wachstum als Munstead, rosa Blüten

Speik- oder Spiklavendel, auch breitblättriger Lavendel, Lavandula latifolia oder Lavandula spica genannt ist ein kompakter Busch mit etwas breiteren silbergrauen Blättern und kräftigen, dunkellila Blüten. Er duftet meist frisch und anregend, manchmal allerdings etwas stechend und leicht nach Kampfer, und wächst vor allem in Italien, Jugoslawien und Spanien, aber auch in Südfrankreich in niedrigeren Höhen (bis zu 500 Meter). In den einzelnen Ländern hat er, bedingt durch Klima und Bodenbeschaffenheit, eine sehr unterschiedliche chemische Zusammensetzung. Der Speiklavendel Lavandula latifolia wird in erster Linie für die Parfümherstellung gezüchtet und manchmal auch bei der Aromatherapie eingesetzt. Speiklavendel wirkt beruhigend und entkrampfend bei Erregungszuständen, ausgleichend bei Kreislaufstörungen, harmonisierend bei Depressionen, lindernd bei Erkrankungen der

Atemwege. *Warnung*: Wegen des unter Umständen hohen Kampfergehalts wird empfohlen, den Speiklavendel nicht während der Schwangerschaft und auch nicht für die Behandlung kleiner Kinder zu verwenden!

In deutschen Staudengärtnereien ist der Speiklavendel kaum zu finden; am ehesten bekommen Sie die Sorte

• Lavandula latifolia »Spikenard«, ein kompakter, duftender Strauch mit silbergrauen Blättern und dunkelvioletten Blüten.

Zunächst zufällig, durch den Einsatz emsiger Bienen und Schmetterlinge, entstand *Hybridlavendel* – eine Kreuzung zwischen Echtem und Speiklavendel. Daraus entwickelten sich im Lauf der Jahrhunderte zahllose neue Sorten, die mal der einen, mal der anderen Art ähneln und als Bastardlavendel, Hybridlavendel, Lavandin oder auch unter ihren botanischen Bezeichnungen Lavandula intermedia und Lavandula hybrida bekannt sind. Hybridpflanzen gibt es in allen möglichen Varianten, von 40 bis 100 Zentimeter Höhe und in den Farben Blau, Lila, Pink und Violett. Die Züchter sind von der robusten Pflanze begeistert, zumal sie mit Abstand die größte Menge ätherischen Öls abgibt. Sie wird deshalb mittlerweile in zahllosen Variationen auf riesigen Feldern und in vielen Ländern für die Parfümgewinnung angebaut. Der Duft erreicht allerdings nicht ganz den des Echten Lavendels. Für medizinische Zwecke ist der Hybridlavendel vor allem wegen seiner beruhigenden und entzündungshemmenden Eigenschaften geeignet.

Von den zahlreichen Hybridlavendelarten erhalten Sie in deutschen Spezialgärtnereien zur Zeit die folgenden Sorten:

• Lavandula intermedia »Dutch«, ca. 60 Zentimeter hoch, mittelblaue Blüten

- Lavandula intermedia »Fragrant Memories«, ca. 50 Zentimeter hoch, blaue Blüten, zauberhafter Duft
- Lavandula intermedia »Grappenhall«, 60 Zentimeter hoch, hellblaue Blüten, wunderschöne Kübelpflanze
- Lavandula intermedia »Grosso«, ca. 40 Zentimeter hoch, dunkelblaue Blüten, die edelste und kompakteste Pflanze dieser Gruppe
- Lavandula intermedia »Hidcote Giant«, ca. 60 Zentimeter, blaue Blüten, großvolumig, gut für Hecken

Die in den alten Kräuterbüchern am frühesten erwähnte Sorte ist der *Schopflavendel* oder Lavandula stoechas. Er ist kleiner und kompakter als alle anderen Lavendelarten und hat dunkelviolette Blüten, die weder nach typischem Lavendel aussehen noch danach riechen. Er wächst wild an sonnigen, kalkfreien und trockenen Plätzen des Mittelmeerraums, vor allem aber in Südfrankreich, auf der Ile d'Hyère, die in alter Zeit die »Stoechades« genannt wurden, außerdem noch reichlich in Spanien und Portugal. In der alten Kräuterheilkunde wurde der Schopflavendel sehr geschätzt. Vermutlich waren es sogar die Blüten dieses Lavendels, mit denen die alten Römer ihre Bäder parfümiert und die Fußböden ihrer Kirchen bestreut haben. Für die Parfümhersteller ist der Schopflavendel jedoch uninteressant, da sein Duft ein wenig stechend ist und eher an Rosmarin als an Lavendel erinnert. Auch für die Hersteller ätherischer Öle ist der Schopflavendel mittlerweile nicht mehr interessant. Er wird auch nur in geringen Mengen destilliert. In der klassischen Kräuterkunde wurde der Schopflavendel wegen seiner herzstärkenden, durchblutungsfördernden und beruhigenden Eigenschaften sehr geschätzt. Heute zieht man jedoch meist den Echten Lavendel vor. Auch der Schopflavendel ist während der Schwangerschaft für Anwendungen nicht geeignet!

Von Lavandula stoechas, dem Schopflavendel, erhalten Sie in Spezialgeschäften die folgenden Sorten:

- Lavandula stoechas ssp. peduculata, ca. 40 Zentimeter hoch, violette Blüten
- Lavandula stoechas ssp. peduculata »Papillon«, ca. 60 Zentimeter hoch, tiefviolett
- Lavandula stoechas ssp. stoechas, ca. 50 Zentimeter hoch, violette Blüten
- Lavandula stoechas ssp. stoechas »Alba«, weißer Schopflavendel, ca. 40 Zentimeter hoch, weiße Blüten, begeisternder Duft, schöner Kübelstrauch
- Lavandula stoechas ssp. viridis, grüner Schopflavendel, 50 Zentimeter, grüne Blüten

Der Gezahnte Lavendel oder *Zahnlavendel*, Lavandula dentata, so genannt wegen seiner gezackten Blätter, ist bei uns kaum bekannt und zählt auch nicht zu den Heilpflanzen. Er wird bis zu eineinhalb Meter hoch, ist kälteempfindlich und wächst am liebsten an sonnigen Plätzen auf trockenen kalkreichen Böden in Spanien und auf den Balearen. In England wird er gelegentlich für die Parfümherstellung kultiviert. Als Heilpflanze hat Lavandula dentata keine Bedeutung. Den Zahnlavendel bekommen Sie in Spezialgeschäften in folgenden Variationen:

- Lavandula dentata »Royal Crown«, ca. 50 Zentimeter hoch, trägt das ganze Jahr hindurch blaue Blüten, schöner Topflavendel, harziger Duft
- Lavandula dentata »var. candicans«, ca. 50 Zentimeter hoch, schöner, grausilberlaubiger Zahnlavendel mit Pinienduft, für Kübel geeignet, trägt ebenfalls das ganze Jahr über blaue Blüten
- Lavandula dentata »Silverleaf«, silbernes Laub, langsamer im Wachstum

Warum und wie Lavendel heilt

Natürlich haben die Chemiker die Bestandteile des Lavendels längst akribisch analysiert. Wir wissen bis zur zweiten Stelle hinter dem Komma, welche Mengen der einzelnen Stoffe darin enthalten sind: im wesentlichen Linalylazetat, Linalool, in geringen Mengen Terpene, Aldehyde und Ketone sowie – in Spuren – über 100 andere Substanzen. Wir wissen auch, daß die rein aus Blüten gewonnenen Öle zwischen zwölf und 100 Komponenten mehr heilende Wirkstoffe enthalten als die gemischt aus Blüten und Blättern erzeugten: einzigartige Stoffe, die nur die Natur zu liefern imstande ist. Und wir wissen, daß sich die Lavendelöle chemisch stark unterscheiden. Zunächst einmal aufgrund der Sorte:

- Im Echten Lavendel (Lavandula angustifolia) stecken die Hauptbestandteile Linalool und Linalylazetat, die vor allem als ausgleichend, spannungslösend und schmerzlindernd empfunden werden.
- Beim Speiklavendel (Lavandula latifolia) sind die wichtigsten Inhaltsstoffe Terpenoxid (Cineol), Terpenalkohole und Terpenketon (besser bekannt unter dem Namen Kampfer). Sie wirken vor allem expektorierend und antiviral.

Achten Sie also beim Einkauf auf die Ölsorte. Wenn Sie nicht ganz sicher sind, welches Öl nun für Sie richtig ist, sollten Sie immer das vom Echten Lavendel nehmen, damit können Sie nichts falsch machen.

Doch die Sorte ist nicht das einzige Kriterium, das für die unterschiedliche chemische Zusammensetzung ausschlaggebend ist. Eine große Rolle spielen auch die Qualität des Bodens, auf dem der Lavendel wächst, das Klima und die Sonnenscheindauer; der Zeitpunkt der Ernte (eine im Juli gewonnene

Ernte ist besser als zum Beispiel eine vom August) und die dann herrschenden Temperaturen sowie die Schnelligkeit bei der Destillation. »Bei den ätherischen Ölen«, sagt die bekannte englische Aromatherapeutin Shirley Price, »verhält es sich wie mit dem Wein. Es gibt gute und schlechte Jahrgänge.«

Ein- und dieselbe Lavendelsorte enthält unter Umständen im einzelnen völlig unterschiedliche Substanzen – und liefert somit auch die Öle von sehr unterschiedlicher Qualität. Die Parfümindustrie, die als Hauptabnehmer bei den Züchtern am meisten Berücksichtigung findet, ist in erster Linie an einem hohen »Estergehalt« (also Linalylazetat) interessiert. Der liegt beim Echten Lavendel (L. angustifolia) zwischen 36 und 51 Prozent, der Linaloolanteil zwischen 29 und 48 Prozent. Den Parfümherstellern genügt für den Einkauf das Wissen, wie hoch diese beiden Werte sind, denn davon hängt ab, wie intensiv der Duft ist. Die höchste Qualitätsstufe mit einem Estergehalt von 50 Prozent ist für exklusive Parfüms und – in vergleichsweise minimalen Mengen – für die ätherischen Öle der Aromatherapie reserviert. Lavendelöl mit 40 Prozent Esteranteil wird für Lavendelwasser und Eau de Toilette verwendet, billige Öle mit 30prozentigem Esteranteil sind für die Herstellung von Seifen, Putzmitteln, Billigkosmetika und Lacken geeignet.

Wie ätherische Öle in den Körper gelangen

Wenn es um die Heilkraft geht, ist die Sache allerdings nicht so einfach. Hier sind noch mehr Kriterien als nur der Estergehalt ausschlaggebend. Zwar spielt die Duftqualität bei der Aromatherapie eine große Rolle, aber noch wichtiger ist die absolute Reinheit des ätherischen Öls. Gepanschte Öle sind völlig nutzlos – ebensogut könnten Sie gegen Ihre Bronchitis irgendein Salatöl verwenden. Nur völlig reine ätherische Öle enthalten eine ausgewogene Mischung der heilenden Substanzen. Sie gelangen auf folgenden Wegen in den Körper:

- Über den Geruchssinn: Von den Nervenzellen in der Riechschleimhaut gelangt die Duftinformation direkt ins Stammhirn. Dort wird, noch ehe wir es mit unserem für das logische Denken zuständigen Großhirn begreifen, auf subtile Weise die Freisetzung verschiedener Neurochemikalien angeregt (Endorphine, Adrenalin etc.). Wir fühlen uns, je nach Art des ätherischen Öls, allein durch den Duft beispielsweise beruhigt, angeregt oder euphorisch. Erst dann setzt die Wirkung auch auf der körperlichen Ebene ein. Die Duftstoffe dringen in die Kapillaren der Zellgewebe, von dort aus erreichen sie das Zentralnervensystem und beeinflussen sowohl die Psyche als auch den Stoffwechsel und das hormonelle Geschehen.
- Über die Haut: Die ätherischen Öle haben ein niedriges Molekulargewicht und können deshalb mühelos die Haut passieren und das Bindegewebe, die Muskeln, den Blutkreislauf und die einzelnen Organe durchdringen.
- Über die Atmung: Beim Inhalieren treten die ätherischen Öle über Bronchien und Lunge in den Blutkreislauf ein und erreichen auf diese Weise die verschiedenen Organe.
- Durch orale Einnahme: Das ätherische Öl gelangt durch den Mund in den Magen und den Dünndarm; dort wird es zum Teil resorbiert und über den Blutkreislauf den Organen zugeführt.
- Auf feinstofflichem Wege: Die Düfte beeinflussen durch ihre Schwingungen unser Energiefeld.

Daß die ätherischen Öle durch diese Kanäle tatsächlich in den Körper gelangen, steht ohne jeden Zweifel fest, ebenso, daß sie dort heilend wirken. Millionen von Menschen überall in der Welt konnten sich persönlich davon überzeugen. Aber wie das im einzelnen funktioniert, das ist immer noch nicht lückenlos geklärt. Die Wirkung läßt sich zwar nachweisen, ist aber nicht exakt meßbar, weil nicht alle Menschen gleich auf die Öle reagieren. Was und wie die Öle beeinflussen, hängt von verschiedenen Faktoren ab: von der Tageszeit, der Temperatur, dem Wetter, vor allem jedoch von der körperlichen und seelischen Verfassung des Menschen, der sie benutzt. Es kommt noch komplizierter: Nicht nur der Mensch reagiert individuell auf die Substanzen, sondern auch die genuinen Öle wirken unterschiedlich. Ihre Zusammensetzung ist immer wieder neu und immer wieder anders, wie in einem Kaleidoskop. Die Aromatherapeuten behaupten, daß es eben diese Wandelbarkeit ist, die wesentlich zu ihrer Heilkraft beiträgt. Die Öle wirken, gerade weil sie so komplex sind. Das ist zugegebenermaßen nicht so ohne weiteres nachzuvollziehen. Versuchen wir es trotzdem!

Nicht die einzelnen Wirkstoffe heilen, sondern ihre Summe

Wie alle anderen ätherischen Öle wirkt Lavendelöl nicht nur aufgrund einzelner Substanzen, sondern hauptsächlich durch die Kombination aller Bestandteile. Anders ausgedrückt: Was uns heilt, ist die Energie dieser Pflanze, die – in konzentrierter Form – in ihrem ätherischen Öl enthalten ist.

Duftstoffe gehören zu dem gesunden Immunsystem der Pflanzen. Sie sind von der Natur mit ihrem Duft ausgestattet worden, um nützliche Insekten anzulocken und sich schädliche vom Leibe zu halten; sie wehren damit Krankheitserreger und gefräßige Feinde ab. Bestimmte Inhaltsstoffe sind nun nicht nur für die Pflanze selbst nützlich, sondern auch für den Menschen. Die aromatragenden Substanzen sind Teile des

Abwehrsystems der Pflanzen. Deshalb wirken sie nicht einzeln, sondern im ganzen. Aus diesem Grund ist es auch nicht sinnvoll, aus Heilpflanzen und ihren ätherischen Ölen die heilsamen Wirkstoffe herauszufiltern und sie isoliert gegen bestimmte Krankheiten einzusetzen, wie es in der Pharmaindustrie immer wieder versucht wird, jedoch nicht mit eindeutigem Erfolg. Wenn man beispielsweise aus der Kamille das Bisabolol oder Azulen isoliert, wirkt es zwar entzündungshemmend, aber längst nicht so gut wie etwa ein Kamillentee mit all seinen Bestandteilen wie den Bitterstoffen, ätherischen Ölen, Gerbstoffen, Saponinen und so weiter. Diese Erkenntnis gilt für fast alle Essenzen und Tinkturen, die durch Methoden wie Aufgießen, Extraktion oder Destillation gewonnen werden, und es gilt natürlich auch und besonders für Lavendelöl, das oft als »Superstar« unter den ätherischen Ölen bezeichnet wird, weil es das vielseitigste von allen und sowohl gegen physische als auch für psychische Beschwerden einsetzbar ist. Oft wirkt es innerhalb von Stunden und bietet bei einer ganzen Reihe kleiner und auch größerer Beschwerden schnelle und einfache Hilfe. Aber wenn Sie versuchen, beispielsweise das Linalool zu isolieren, weil es nachgewiesenermaßen ausgleichend und spannungslösend wirkt, und hoffen, mit diesen isolierten Substanzen einen noch besseren Heilerfolg zu erzielen, werden Sie kein Glück haben. Es heilt immer die Gesamtheit der Pflanze und nicht der einzelne in ihr enthaltene Wirkstoff. Für Chemiker und Pharmazeuten ist das natürlich eine höchst rätselhafte Angelegenheit …

Was die Wissenschaft dazu sagt

Obwohl die Phytotherapie – die therapeutische Anwendung von Pflanzen oder aus Pflanzen gewonnenen Heilmitteln –

traditionell eine der Wurzeln und nach wie vor einen wichtigen Zweig der Pharmakologie bzw. Pharmazie darstellt, genießen Heilkräuter und ätherische Öle aus Heilpflanzen bei der Pharmaindustrie kein sonderlich hohes Ansehen. Natürlich ist auch sie auf die Rohstoffe und die Erkenntnisse aus der grünen Apotheke der Natur angewiesen – heute sogar mehr denn je. Zur Zeit durchforsten vor allem amerikanische Ethnobotaniker die Urwälder Südamerikas nach unbekannten und geheimnisvollen Pflanzen, mit denen die Indianer und andere Ureinwohner seit Jahrhunderten ihre Kranken heilen. Aus diesen Pflanzen isolieren die Chemiker die medizinisch wirksamen Substanzen und bereiten sie so auf, daß sie chemisch eindeutig identifizierbar sind und der Wirkstoff nach Möglichkeit synthetisch hergestellt werden kann. Die Substanz läßt sich dann patentieren und als Ausgangsstoff für Präparate mit kompliziert klingenden Namen verwenden, deren Wirksamkeit gegen bestimmte Krankheiten in großangelegten wissenschaftlichen Feld- und Doppelblindversuchen nachgewiesen wird. Diese Prozedur bis hin zum Zulassungsverfahren kostet die Arzneimittelkonzerne Millionenbeträge, die zwangsläufig auf die Pharmaprodukte umgelegt werden, die wir für teures Geld erwerben. Ob allerdings diese Produkte und die in ihnen enthaltenen chemischen Substanzen wirklich mehr für die Erhaltung und Wiederherstellung unserer Gesundheit leisten als die Pflanzen, aus denen sie ursprünglich gewonnen wurden, scheint zumindest fraglich.

Heilkräuter haben keine Lobby

Warum ich Ihnen das erzähle? Weil Heilkräuter – wie der Lavendel – keine wirtschaftlich starke Lobby haben. Woher auch? Der einzige Produktionszweig, der großes Interesse an dieser Pflanze hat, ist die Parfümindustrie, aber für diese zählt nur der Estergehalt. Medizinische Wirkungen sind für sie nicht relevant. Welcher Konzern sollte es als seine Aufgabe ansehen, die Heilwirkung von Lavendel in großangelegten Forschungsreihen zu testen?

Lavendelöl wird in der Schulmedizin äußerst selten bei Verbrennungen angewendet, obgleich fast jeder weiß, wie gut es wirkt. Doch seine Wirksamkeit läßt sich nicht auf einen eindeutig bestimmbaren Wirkstoff reduzieren und schon gar nicht patentieren, und somit lohnt es sich finanziell nicht, das Mittel trotz der nachweislich vorhandenen Wirkung wissenschaftlich zu erforschen.

Es sind seit eh und je immer nur »Überzeugungstäter« und »Einzelkämpfer«, die sich darum bemühen, mit wissenschaftlichen Kriterien nachzuweisen, was jeder, der sich die Mühe macht, selbst erproben und herausfinden kann: Lavendel kann es an *Vielseitigkeit* mit jedem Breitbandantibiotikum aufnehmen. Diese breitgefächerte Wirkung wird noch gesteigert, wenn man Lavendelöl mit anderen ätherischen Ölen kombiniert: Komplexe Molekularstrukturen ermöglichen Synergieeffekte mehrerer hundert chemischer Stoffe und Substanzen, die für ein riesiges therapeutisches Wirkungsspektrum sorgen.

Einige wenige Untersuchungen gibt es natürlich schon. Ende der sechziger Jahre testete der russische Medizinprofessor Gassanow die Wirkung der Duftstoffe verschiedener Heilpflanzen an 33 000 Personen. Dabei verwendete er keine Öle, sondern ließ die Pflanzendüfte in riesigen Arealen direkt auf seine Patienten einwirken. Gleichzeitig entwickelte der deutsche Arzt H. Karsten in seinem Sanatorium eine Dufttherapie, die er bei psychosomatischen Krankheiten anwendete. Bei Schlafstörungen und Kopfschmerzen »verordnete« er den Duft von Melisse, Lavendel und Baldrian, bei nervösen Magenbeschwerden den von Pfefferminze. In 20 Sitzungen innerhalb von vier Wochen setzte der Doktor seine Patienten der Wirkung frischer Pflanzen aus: in Form von Inhalationen, Duftkissen, Kräuterkissen und mit Hilfe von Aerosolen. In zwei weiteren Duftpavillons überprüfte er die beruhigende Wirkung von Geranium, Lavendel, Melisse, Santolin beziehungsweise die stimulierende von Rosmarin, Lorbeer und Thymian.

In Frankreich hat ein Dr. Chamberland schon vor über 100 Jahren die desinfizierende Wirkung einer Duftmischung (bestehend aus Pinie, Pfefferminz, Thymian, Lavendel, Rosmarin, Nelke, Zimt) in geschlossenen Räumen getestet: Dort lagerten in offenen Reagenzgläsern verschiedene Krankheitserreger: Schimmelpilze, Staphylokokken und andere Mikroorganismen. Eine halbe Stunde, nachdem er den Raum mit Lavendelöl ausgesprüht hatte, war von den Bakterien und Pilzen nichts mehr übrig. Und der britische Forscher Egil Ramstad hat die antiseptische, keim- und pilztötende Wirkung mittels einer Fleischbrühe nachgewiesen. Demnach reichen 3 bis 4 Milliliter Lavendelöl, um 1 Liter Fleischbrühe keimfrei zu machen.

Schließlich sind in England in den letzten Jahren in verschiedenen Kliniken kleinere Untersuchungen durchgeführt worden, in denen die beruhigende, blutdrucksenkende Wirkung des Lavendelöls auf Patienten nachgewiesen werden konnte. Doch all dies sind noch keine Ergebnisse, die in der Schulmedizin Begeisterungsstürme auslösen könnten.

Es wird wohl noch einige Zeit vergehen, bis die Medizinforschung in der Lage ist, die komplizierten Interaktionen von Körper, Geist und Seele im Heilungsprozeß genau zu analysieren. Bis dahin hilft nur eines: Wenn Sie glauben, daß Lavendel Ihnen bei dem einen oder anderen gesundheitlichen Problem helfen könnte, probieren Sie es am besten selbst aus. Tritt die erwünschte Wirkung ein, wird dieser Erfolg Sie am eindeutigsten überzeugen.

Übrigens wenn Sie bezweifeln, daß Lavendelöl über die Haut

resorbiert wird, können Sie folgenden Test durchführen: Reiben Sie sich 1 oder 2 Tropfen in die Haut (das können Sie ohne Risiko tun, Lavendelöl brennt nicht; wenn Sie sich aber nicht trauen, verdünnen Sie es mit einem anderen, neutralen Öl), lassen Sie einige Zeit vergehen und hauchen Sie dann ein Familienmitglied oder einen Freund an. Ich wette, man wird Ihnen sagen, daß Ihr Atem nach Lavendel riecht!

Lavendelöl – der gute Geist in der Flasche

Konzentrierte Heilkraft nutzen, ohne zu schaden

Immer mehr Menschen, die Krankheiten mit natürlichen Mitteln behandeln möchten, verwenden anstelle von Blättern, Blüten, Kraut, Wurzeln oder Rinde der Heilkräuter deren ätherisches Öl, die Essenz der Pflanze, ihre Seele, die die Heilkraft in konzentrierter Form enthält. Das hat ganz praktische Gründe. Ätherische Öle sind leichter zu bekommen – mittlerweile gibt es sie in jeder Apotheke – und wesentlich bequemer anzuwenden. Statt mit aufwendig getrockneten Heilkräutern Tee zu kochen oder Salben und Kompressen herzustellen, gibt man einfach ein paar Tropfen des essentiellen Öls in heißes Wasser, auf ein Stück Stoff oder vermengt sie mit einer Salbengrundlage und fertig ist ein medizinisches Mittel, das, so glauben wir zumindest, noch dazu wesentlich wirksamer ist als normale Kräutermedizin. Schließlich ist sie ja viel konzentrierter!

Nun haben ätherische Öle als Heilmittel tatsächlich hervorragende Eigenschaften – aber nur dann, wenn man die Spielregeln kennt und befolgt. Tut man das nicht, sind sie völlig wertlos – genausogut könnte man seinen Schnupfen mit CK1 oder einem anderen Parfüm behandeln. So mancher, der hoffnungsvoll die Aromatherapie ausprobiert hat und enttäuscht zur Schulmedizin zurückgekehrt ist, kann ein Lied davon singen. Dabei darf er sich unter Umständen sogar noch glücklich schätzen – denn ab und zu, wenn auch glücklicherweise höchst selten, hört man von einem Fall, in dem jemandem das

Singen völlig vergangen sein soll, weil er allzu leichtsinnig und verantwortungslos mit den Essenzen umgegangen ist. Ätherische Öle können, falsch angewandt, durchaus sehr schädlich sein – so wie alle Heilmittel. Insbesondere Neueinsteiger neigen dazu, die Gefahren der Aromatherapie zu unterschätzen. Aber schon Paracelsus sagte: »Alle Dinge sind Gift und nichts ist ohne Gift.« Das gilt für Heilkräuter und erst recht für die ätherischen Öle. Überdosierung kann schmerzhafte Folgen haben, zum Beispiel Hautreizungen bei unverdünnter Anwendung oder Magen- und Darmentzündungen durch orale Einnahme auslösen. Viele Aromatherapeuten warnen deshalb grundsätzlich vor der Einnahme, doch nicht in jedem Fall zu Recht. Theoretisch kann es aber – insbesondere bei kleinen Kindern – sogar zu einer tödlichen Vergiftung durch irreparable Nieren- und Leberschäden kommen. Aber fairerweise muß gesagt werden, daß bei den statistisch erfaßten Vergiftungsfällen der letzten Jahre kein einziger Fall auf ätherische Öle zurückzuführen war.

Nicht jedes Lavendelöl ist gut zum Heilen

Aus Lavendelblüten entsteht glücklicherweise ein Öl, das eine große Bandbreite an Wirkungen mit einen Minimum an Risiken verbindet. Deshalb ist es als Einsteigeröl hervorragend geeignet. Trotzdem sollten Sie die folgenden Punkte unbedingt beherzigen.

Die Entstehung ist entscheidend

Wenn Sie in die Apotheke oder in eine Kräuterhandlung gehen und ätherisches Lavendelöl kaufen, bedeutet das längst nicht immer, daß Sie auch das heilkräftige Öl bekommen, das Sie eigentlich haben wollten. Lavendel ist, wie wir inzwischen wissen, noch längst nicht Lavendel, und »echtes Lavendelöl« muß schon gar nicht immer heilkräftiges Öl sein. Das kann mehrere Gründe haben:

- Das Öl stammt von minderwertigen, chemisch aufbereiteten Pflanzen. Um optimal wirken zu können, muß Lavendelöl völlig rein sein und von Wildpflanzen höchster Qualität stammen, die frei von Kunstdünger und Schädlingsbekämpfungsmitteln angebaut wurden. Aber längst nicht jeder Lavendelanbauer verzichtet auf Insektizide. Hinzu kommt, daß er Löwenanteil des ätherischen Lavendelöls für die Parfüm- und Kosmetikindustrie hergestellt wird. Und die ist in erster Linie an dem Estergehalt der Pflanzen interessiert, der für den Duft (und den Preis!) ausschlaggebend ist, nicht an der Reinheit. Um einen möglichst hohen Esterwert zu erzielen, der sich entsprechend teuer verkaufen läßt, wird – übrigens seit Jahrhunderten – ebenso kräftig wie kreativ gefälscht. Die für den feinen Lavendelduft verantwortlichen Substanzen Linalool und Linalylazetat können mittlerweile für einen Bruchteil der Kosten synthetisch hergestellt und klammheimlich vor der Ernte über die Lavendelfelder gesprüht werden. Trotz chemischer Kontrolle durch Spektralanalysen und Gaschromatographie kommt man den Panschern nicht immer auf die Schliche.
- Bei der Destillation wurde geschlampt. Selbst wenn für die Destillation nur die Lavendelsorten verwendet werden, die die heilenden Wirkstoffe enthalten, ist es nicht gesichert, daß ihre Heilkräfte bei der Destillation auch erhalten bleiben. Das Destillieren ist kein einfacher physikalischer Vorgang, sondern in erster Linie eine Kunst, ähnlich der Alchimie, für die man ein gutes Fingerspitzengefühl braucht. Um

die richtige Qualität zu erhalten, müssen viele verschiedene Faktoren aufeinander abgestimmt sein. Oft kommt es auf die Minute an: Wenn Lavendel vor dem Destillieren zu lange gelagert wird, wirkt sich das sofort auf die Qualität aus. Lavendelöl wird heute fast immer durch Wasserdampfdestillation gewonnen. Das geht, vereinfacht ausgedrückt, so vor sich: Durch den Behälter mit den Lavendelblüten wird mit hohem Druck Dampf gepreßt. Dann wird der mit den flüchtigen Bestandteilen des Lavendels angereicherte Dampf durch ein sich verjüngendes Rohr in einen Kondensator geleitet und allmählich abgekühlt. Übrig bleiben Wasser und das auf der Oberfläche schwimmende ätherische Öl, das in ein Auffanggefäß abgeleitet wird. Je stärker ein ätherisches Öl chemisch oder physikalisch behandelt wird, desto mehr verliert es von seinen heilenden Kräften. Bei zu hohem Druck oder zu großer Hitze besteht die Gefahr, daß ein Teil der hochempfindlichen Wirkstoffe beschädigt oder ganz zerstört wird.

- Die Öle wurden zusammengepanscht. Gewinnsüchtige Anbieter strecken edle ätherische Blütenöle mit minderwertiger Massenware, meist aus Hybridpflanzen. Dieses Verfahren ist so weit verbreitet, daß es dafür auch einen speziellen Ausdruck gibt: Das Öl wird, wie beim Wein, »verschnitten«. Selbstverständlich wird diese Vermischung nicht deklariert. Aber um diese wunderbare Vermehrung, bei der aus 1 Liter Lavendelöl plötzlich 20 werden, wissen alle Destillateure. Oft werden diese Fälschungen so geschickt gemacht, daß selbst der Spezialist sie nicht ohne weiteres erkennen kann. So sind auch Apotheker und hochseriöse Fachhändler nicht immer vor gewieften Fälschern sicher.

Vorsicht beim Ölkauf

Ganz gleich, wo Sie einkaufen gehen: Es gibt leider keine Garantie, daß Sie ein völlig reines, erstklassiges Heilöl bekommen, auch wenn Sie es als solches kaufen und einen hohen Preis dafür bezahlen. Aber Ihre Chancen, ein erstklassiges Öl zu erhalten, sind wesentlich höher, wenn Sie einige Tips beachten.

Kaufen Sie Ihre Öle nie da, wo sie am billigsten sind. Gehen Sie aber auch nicht einfach in die nächstbeste Apotheke oder Dufthandlung und kaufen ein Fläschchen »echtes Lavendelöl«, sondern fragen Sie gezielt einige Informationen ab. In der Apotheke oder einem anderen Fachgeschäft finden Sie in der Regel zumindest ein Echtheitszertifikat, auf dem die wichtigsten Angaben über die Herkunft des Öls vermerkt sind. Mit dem steigenden Interesse der Verbraucher an der Aromatherapie nimmt die Wachsamkeit bei den Einzelhändlern wie auch bei den Kunden immer mehr zu. Viele qualitätsbewußte Firmen beziehen ihre Öle für die Aromatherapie nur noch von Herstellern, die ausschließlich Öle zu Heilzwecken, nicht für die Parfümindustrie herstellen. Auf den Fläschchen sind dann oft genaue Informationen über Anbaugebiet, Produzent, Destillerie und andere Details vermerkt. Natürlich sind solche Öle, die von Pflanzen aus kontrolliert biologischem Anbau und handverlesenen Blüten stammen und unter sorgsamsten Bedingungen destilliert werden, wesentlich teurer als gängige Massenware. Doch selbst wenn Sie einen wesentlich höheren Preis bezahlen, ist und bleibt der Kauf ätherischer Öle Vertrauenssache. Die absolute Sicherheit, beim Einkauf ein unverfälschtes ätherisches Öl zu erhalten, haben Sie ebensowenig wie Ihr Händler.

Unterschiedliche Lavendelöle für unterschiedliche Zwecke

In Kräuter- und sonstigen Fachhandlungen stehen Sie möglicherweise ein wenig ratlos vor dem Regal mit den ätherischen Ölen, wenn Sie entdecken, daß es verschiedene Sorten Lavendelöl gibt. Nachfolgend finden Sie einen knappen Überblick über die gängigen Produkte.

Kleine Ölkunde

Die klassische und für die Destillation ätherischer Öle wertvollste Sorte ist der *Echte Lavendel,* allerdings ist die Ölausbeute bei dieser Art sehr gering. Je nach Qualität benötigt man als Rohstoff für 1 Liter ätherischen Öls zwischen 60 und 120 Kilogramm Lavendelblüten. Aromatherapeuten schätzen L. angustifolia wegen seiner ausgleichenden, spannungslösenden, antiseptischen und schmerzlindernden Wirkung, aber auch, weil er keinen Kampfer enthält. Das ätherische Öl des echten Lavendels bekommen Sie unter den Bezeichnungen: *Lavendelöl extra* (petite Lavande). Dieses hochwertige Öl wird aus niedrigwüchsigem Lavendel (L. officinalis) gewonnen, der in besonders hohen Berglagen Frankreichs wild wächst. Verwendet werden nur die wenigen, aber kräftig duftenden Blütenrispen, die, wie es heißt, noch von Hand gepflückt werden. Am hochwertigsten ist das Öl aus der Provence. *Lavendelöl extra* genießt bei den Aromatherpeuten das höchste Ansehen, weil es die größte Heilkraft besitzen soll. Es ist besonders zur Behandlung der hier nachfolgend aufgeführten Beschwerden geeignet.
Lavendelöl fein (Lavande fine). Dieses Öl stammt von der gleichen Lavendelfamilie ab (L. angustifolia), allerdings von

einem etwas hochwüchsigeren Familienmitglied (Lavande fine), das ursprünglich wild in den hohen Berglagen Südfrankreichs wächst, mittlerweile jedoch auch gezüchtet wird und teilweise aus kontrolliert biologischem Anbau stammt. Es werden ebenfalls nur die Blüten verwendet, doch weil die Pflanze etwas größer ist als *petite lavande* und auch mehr Blüten hat, ist die Ausbeute ergiebiger und infolgedessen auch etwas weniger kostbar. *Lavendelöl fein* ist besonders für die innere Anwendung geeignet.

Das ätherische Öl, das Sie in der Apotheke als »echtes Lavendelöl« bekommen, trägt auf dem Fläschchen meist keine zusätzliche Bezeichnung. Wenn Sie wissen wollen, um welche Qualität es sich handelt, bitten Sie die Apothekerin, Ihnen die Beschreibung oder das Echtheitszertifikat zu zeigen. Taucht auf dem Zettel beispielsweise die Bezeichnung »Mont Blanc« auf, so können Sie sicher sein, daß es sich um ein besonders hochwertiges Öl aus Höhen über 1200 Metern handelt.

Von diesem Echten Lavendelöl, gleichgültig unter welcher Bezeichnung, sollten Sie immer ein Fläschchen als Erste Hilfe für die verschiedensten Notfälle in der Hausapotheke oder sogar in der Tasche haben. Es ist ein Wundermittel bei Verbrennungen, hilft gegen juckende Insektenstiche, unterstützt die Heilung der schmerzhaften kleinen Schnitte, die man sich beispielsweise an scharfen Papierkanten zuziehen kann, bei entzündeten Pickeln und anderer kleineren Wehwehchen, senkt spürbar den Blutdruck und – nicht zuletzt – den Appetit. Wenn Sie vor einer Mahlzeit 1 bis 2 Tropfen einnehmen, haben Sie deutlich weniger Appetit, weil es den Blutzuckerspiegel normalisiert. Schließlich spielt der Echte Lavendel eine wichtige Rolle beim Komponieren verschiedener Düfte. Wenn Sie mehrere ätherische Öle miteinander vermengen, wird das Ergebnis besonders harmonisch, wenn Sie der Mischung ein paar Tropfel Lavendel hinzufügen.

Das Öl, das aus dem *Speik- oder Spiklavendel* (botanischer Name Lavandula latifolia oder L. spica oder L. narda) gewonnen wird, gilt als »praktisches Öl« und ist längst nicht so edel wie Echtes Lavendelöl. Der Speiklavendel stammt ursprünglich aus den Tallagen Südfrankreichs, gedeiht jedoch auch in Spanien, Mittelitalien, Dalmatien und Ungarn. Aromatherapeuten schätzen Speiklavendel wegen seines hohen Gehalts an Kampfer und Cineol besonders bei der Behandlung von Kreislaufstörungen, Erkältungskrankheiten und Bronchienleiden. Am wirkungsvollsten wird das Öl in Verbindung mit Thymianöl zum Einreiben bei Bronchitis und Virusinfektionen verwendet. Außerdem unterstützt es mit seiner antiseptischen Wirkung die Hautpflege, gilt – ausdrücklich – als hochwirksames Mittel bei Haarausfall oder Glatzenbildung und wird bei Blähungen, Koliken, Durchfall und rheumatischen Beschwerden empfohlen.

Speiklavendelöl sollten Sie nur gezielt einsetzen und nur dann, wenn Sie die obengenannten Beschwerden behandeln wollen. *Achtung: Nicht in der Schwangerschaft verwenden! Auch für kleine Kinder ist Speiklavendelöl wegen des ungewissen Kampfergehalts nicht geeignet.*

Schopflavendel (L. Stoechas) kommt heute überwiegend aus Spanien und Portugal. Er riecht nicht nach Lavendel, sondern eher nach Rosmarin und ist wegen seines hohen Ketongehalts toxisch und deshalb *für Schwangere und für Kinder absolut ungeeignet.* In verdünnter Form wirkt das Öl heilend bei chronischer Nebenhöhlenentzündung, Bronchitis und Infektionen der oberen Atemwege. Schopflavendelöl ist in Deutschland auch in Fachhandlungen nicht leicht erhältlich. Aber auch im Spanienurlaub sollten Sie darauf achten, nicht versehentlich die falsche Lavendelsorte zu erwerben.

Lavandin (L. Intermedia, L. hybrida, L. hortensis) wird aus einer

Kreuzung zwischen Echtem Lavendel und Speiklavendel gewonnen. Früher existierte der »Bastardlavendel« nur als Wildpflanze, aber weil er äußerst robust ist und außerdem wesentlich mehr essentielles Öl ergibt als die beiden anderen Sorten, ist die Züchtung in Plantagen heute weltweit verbreitet. Früher galt der Duft dem des Echten Lavendel weit unterlegen, und auch als Heilmittel wurde Lavandinöl als eher minderwertig bezeichnet, aber mittlerweile gibt es auch hervorragende Hybridöle. Da Lavandin meist industriell angebaut wird, gibt es große Qualitäts- und Preisunterschiede. Das beste Indiz für gute Qualität ist – guter Duft. Je intensiver ein Lavandinöl nach Lavendel duftet, desto wertvoller ist es, auch für die Aromatherapie. Übrigens ist Lavendel-Hybridöl nicht in jedem Fall als solches gekennzeichnet. Das Öl aus Kroatien wird zum Beispiel als Lavendelöl bezeichnet, obgleich es aus den dort heimischen Hybridpflanzen gewonnen wird. Trotzdem ist es für die Aromatherapie hervorragend geeignet. Es hat im Vergleich zu dem französischen Echten Lavendelöl (L. angustifolia) stärkere antiseptische Eigenschaften und ist hochwirksam bei der Behandlung von Pickeln, Mitessern, Akne und sonstigen Alltagsproblemen an Haut und Haar.

Preiswerte Lavandinöle sind für alle möglichen Zwecke im Haushalt geeignet: etwa als Insektenschutz oder Desinfektionsmittel, zur Luftreinigung oder als hautpflegender Zusatz zum Spülmittel. Als Zusatz im Gießwasser von Zimmer- und Gartenpflanzen kann es Blattläuse vertreiben (siehe Seite 31).

Weniger ist mehr – Vorsicht bei der Dosierung!

Viele Neulinge der Aromatherapie machen den Fehler, bei der Anwendung die angegebene Dosierung nicht ernst genug zu nehmen: So eine kleine Menge von 1 oder 2 Tropfen kann

doch gar nichts ausrichten, denken sie – und stocken großzügig auf. Welch verhängnisvolle Folgen eine Überdosis dieser »Atombombe der Medizin« (so Dr. Valnet, einer der Väter der Aromatherapie) selbst unter günstigen Umständen haben kann, habe ich vor etlichen Jahren am eigenen Leib erfahren. Damals bekam ich wieder einmal zur falschen Zeit einen Schnupfen; ich fühlte mich krank und elend, aber ich hatte einen wichtigen Termin, für den ich fit sein wollte. Also beschloß ich, ein heißes Bad mit ätherischem Pfefferminzöl zu nehmen. Ich schüttete 8 Tropfen ins Badewasser und ging, während das Wasser einlief, kurz aus dem Badezimmer. Als ich zurückkam, hatte sich meine vierjährige Tochter unbemerkt ins Bad geschlichen, das Fläschchen auf dem Badewannenrand entdeckt und ebenso neugierig wie blitzschnell den gesamten Inhalt in die Badewanne entleert. Ich stieg ahnungslos ins Wasser – und habe noch Stunden danach und die ganze Nacht hindurch gefroren wie noch nie in meinem Leben, trotz stündlicher heißer Dusche und einer halben Flasche Badeschaum, mit dem ich das Öl abzuschrubben versucht habe …
Grundsätzlich gilt:

- Halten Sie sich an die Dosierungsvorschriften. Nehmen Sie nicht mehr, als angegeben ist. Wie die meisten ätherischen Öle, entfaltet auch Lavendelöl seine Wirkung dann am besten, wenn es niedrig dosiert wird. Das gilt auch und vor allem für die orale Einnahme, von der übrigens viele Aromatherapeuten dringend abraten, weil manche ätherischen Öle toxisch, also giftig sind. Lavendelöl allerdings gehört *nicht* dazu. Doch auch diejenigen, die die Einnahme unter bestimmten Bedingungen befürworten, betonen, daß die vorgeschriebene Menge dabei nicht überschritten werden darf. Das bedeutet im Klartext: Auf 1 Kilogramm Körpergewicht kommt 1 Milligramm Öl. Bei 70 Kilogramm wären das dann 70 Milligramm, und das entspricht 2 bis 5 Tropfen pro Anwendung.

- Falls Sie zu Allergien neigen, sollten Sie zunächst 1 Tropfen Lavendelöl mit 1 Teelöffel Pflanzenöl verdünnen und auf die Armbeuge auftragen. Tritt innerhalb einer Viertelstunde keine allergische Reaktion auf, können Sie unbesorgt mit der Aromatherapie beginnen.

- Seien Sie bei der Behandlung von Kindern und in der Schwangerschaft auch mit »harmlosem« Lavendelöl überaus vorsichtig. Überschreiten Sie keinesfalls die Dosierungen, die bei den entsprechenden Stichwörtern im zweiten Teil angegeben sind.

- Verwenden Sie das Lavendelöl nicht ständig gegen bestimmte Beschwerden. Sie stumpfen allmählich gegenüber der Wirkung ab. Und selbst wenn das nicht der Fall ist: Spätestens nach vier Wochen sollten Sie eine Pause einlegen.

- Halten Sie das Öl von Kindern fern (siehe oben)!

- Verlassen Sie sich nicht ausschließlich auf die Wunderwirkung des Lavendelöls, sondern beginnen Sie damit, es mit anderen ätherischen Ölen zu kombinieren. Die therapeutische Wirkung steigert sich dadurch um ein Vielfaches.

- Haben Sie keine Bedenken, Lavendelöl zusätzlich zu Ihren normalen Medikamenten zu verwenden. Es gibt keine Unverträglichkeiten und keine unerwünschten Wechselwirkungen. Sollten Sie allerdings homöopathische Mittel einnehmen, ist es ratsam, mit Ihrem Homöopathen darüber zu sprechen. In einigen Fällen, zum Beispiel bei Pfefferminz-, Eukalyptus- und Thymianöl, kann es zu einer Aufhebung der Wirkung der homöopathischen Medikamente kommen.

- Lavendelöl hält nicht unbegrenzt. Ätherische Öle werden nicht umsonst auch »flüchtige« Öle genannt. Aber gut verschlossen, in einem dunklen Fläschchen lichtgeschützt in der Hausapotheke aufbewahrt, können Sie es zwei Jahre lang unbedenklich verwenden.

- Vermischt mit anderen Substanzen ist die Haltbarkeit wesentlich geringer. Länger als zwei, drei Monate sollten Sie selbstangerührte Produkte nicht verwenden. Stellen Sie deshalb immer nur kleine Mengen Massageöl oder Salben her.

- Und schließlich: Haben Sie Geduld. Lavendelöl befreit Sie nicht mit Simsalabim von Ihren Beschwerden (zumindest nicht in der Regel, obwohl das durchaus schon mal vorkommt). Es wirkt ganzheitlich, das heißt, heilend auf Körper *und* Seele, und das braucht seine Zeit. Wer sein Leben lang wenig auf seine Gesundheit geachtet, bedenkenlos gegessen, geraucht und getrunken hat, der kann nicht erwarten, daß das Lavendelöl die in seinem Körper entstandenen Giftdepots auf Anhieb abbaut. Selbst wenn es relativ rasch ein paar unangenehme Symptome lindert – wirklich heilen im ganzheitlichen Sinn kann es nur dann, wenn Sie ihm durch eine bewußtere und gesündere Lebensweise dabei helfen. Falls Sie sich dazu nicht aufraffen können: Ein paar gelinderte Beschwerden sind für den Anfang doch auch nicht schlecht.

Von der richtigen Art und Weise –
Heilung durch Lavendel

Lavendelöl und seine Anwendung in der Praxis

Eines der Hauptprobleme im Zusammenhang mit der Aromatherapie ist der richtige Einsatz der ätherischen Öle. Sie haben
nämlich eine sehr geringe Wasserlöslichkeit. Zum Glück lösen
sie sich aber sehr gut in Fett oder in anderen Ölen auf, und sie
lagern sich auch in der Fettschicht der Zellen ab bzw. durchdringen diese sogar, wenn sie in Alkohol gelöst sind. In der
Oberflächenschicht jeder Zelle befinden sich Lipoide oder
fettähnliche Stoffe. Damit sind die wirkungsvollsten Anwen-
dungsformen der Duftstoffe das Einreiben in die Haut beim
Duschen (siehe unten) und die Inhalation – auch über das
Badewasser.

Als Badezusatz

Lavendelbäder wirken beruhigend, entzündungshemmend,
entspannend und bieten die wunderbare Möglichkeit, ohne
jede Anstrengung von der Heilkraft der Pflanze zu profitieren.
Durch das warme Wasser entfaltet sich der Duft besonders
intensiv, und in der entspannten Atmosphäre sind Körper und
Seele auch besonders empfänglich und aufnahmebereit für die
heilende Wirkung der Essenz. Aber es gibt ein paar Dinge, auf
die Sie achten sollten, damit das Bad wirklich eine heilende
Wirkung hat.

Als Faustregel gilt: Geben Sie 8 bis maximal 15 Tropfen Lavendelöl in das Badewasser, und zwar erst kurz, bevor Sie in die Wanne steigen, damit es sich nicht ungenutzt verflüchtigt. Da Lavendelöl – wie alle essentiellen Öle – nur zu etwa 20 Prozent wasserlöslich ist, sollte man es möglichst nicht pur ins Wasser geben. Einmal, weil es Verschwendung wäre, zum anderen aber auch, weil es wenig Freude macht, in ein Badewasser zu steigen, auf dem die Fettaugen schwimmen wie bei einer Hühnersuppe. Wenn Sie keine der nachfolgend beschriebenen Mittel zur Hand haben, geben Sie das Öl wenigstens erst zum Schluß in die volle Badewanne. So haben Sie noch am meisten davon.

Die beste und wirkungsvollste Art, Lavendelöl als Badezusatz zu verwenden, besteht darin, das Öl mit einer sogenannten Trägersubstanz zu vermischen und erst dann ins Badewasser zu geben. Das Wort Trägersubstanz klingt viel komplizierter, als es in Wirklichkeit ist. Es bedeutet nämlich nur, daß Sie das Öl mit einem Transportmittel verbinden, damit die Wirkstoffe sich nicht so schnell verflüchtigen. Solche Transportmittel sind Meersalz, Honig, Sahne, Milch, Flüssigseife (ohne Konservierungs- und Duftstoffe), Reisstärke oder notfalls sogar ein Eigelb. Diese Mittel dienen nicht nur dazu, die maximale Wirksamkeit des Öls auszuschöpfen, sondern tun obendrein noch Ihrer Haut gut.

Honig: 1 bis 4 Eßlöffel mit dem Lavendelöl vermischen und in das Badewasser geben. Der Honig wirkt zusätzlich gegen Entzündungen.

Sahne: Ein paar Eßlöffel oder, wenn Sie sich etwas gönnen wollen, eine Tasse mit Sahne oder Milch, in der Sie das Lavendelöl verrührt haben, machen das Wasser wunderbar samtig, verhindern das Austrocknen der Haut, pflegen sie und führen ihr sogar noch Feuchtigkeit zu. Außerdem: Was für ein Luxus! Nicht mal Kleopatra hat in Sahne gebadet, sondern in parfümierter Eselsmilch. Falls Sie keine Sahne im Hause haben, eignet sich auch Dosenmilch oder ein verquirltes Eigelb als gutes Transportmittel für essentielle Öle.

Meersalz: 1 bis 2 Handvoll Meersalz mit dem Öl in einem verschließbaren Glas kräftig durchschütteln. Ins Badewasser geben und gut mit den Händen verteilen. Sie können natürlich auch gleich mehr davon zubereiten – auf Vorrat. Bewahren Sie Ihr Lavendel-Badesalz in möglichst dunklen Gläsern auf, dann hält es ohne weiteres ein paar Monate. Meersalz entgiftet und reinigt nicht nur die Haut, sondern den gesamten Organismus und enthält außerdem noch Mineralien, die das Immunsystem stärken.

Reisstärke: 1 Tasse Reisstärke mit dem Lavendelöl vermischen (wie oben).

Schaumbad: Kaufen Sie sich in einer Kräuterhandlung einen pH-neutralen und möglichst unparfümierten Badezusatz und geben Sie essentielles Lavendelöl hinzu. Dosis: auf 100 Milliliter Schaumbad etwa 50 Tropfen. Oder besorgen Sie sich einen sogenannten Lösungsvermittler bzw. Emulgator. Ein Teil Lavendelöl und acht Teile Basisöl vermischt mit einem Teil Emulgator ergeben ein wunderbar entspannendes Badeöl. Sie können einen solchen Emulgator fertig kaufen. Als besonders hautverträglich und hervorragend emulgierend gilt der Lösungsvermittler LV41 (in Kräuterhandlungen erhältlich).

Als Dusche

Das ist eine der schnellsten und wirksamsten Anwendungen von ätherischen Ölen: Stellen Sie sich unter die Dusche. Wenn Sie naß sind, drehen Sie das Wasser ab und verteilen einige Tropfen Lavendelöl auf dem gesamten Körper. Das Öl dringt blitzschnell in die Haut ein, und schon 20 bis 30 Sekunden später können Sie weiterduschen. Das Öl wird vollständig durch die Haut aufgenommen.

Als Sitzbad

Sitzbäder sind besonders hilfreich bei Harnwegsinfektionen, Hämorrhoiden, erkrankten und entzündeten Geschlechtsteilen und bei Darmbeschwerden. Je nach Art der Erkrankung sollte das Wasser kalt oder warm sein. Bei Hämorrhoiden z.B. bringt ein kaltes Sitzbad mehr Erleichterung. Geben Sie nicht mehr als höchstens 8 Tropfen Lavendelöl, mit einem Löffel Honig, Sahne oder einem fertigen Emulgator vermischt, ins wassergefüllte Bidet, in die halbvoll gefüllte Badewanne oder notfalls auch in eine große Schüssel.

Als Fußbad

Fußbäder sind besonders wirkungsvoll bei Erkältungen, Migräne, Gesichtsneuralgien, schmerzenden Krampfadern. Das Wasser sollte warm, aber nicht zu heiß sein. Vermischen Sie 5 bis maximal 8 Tropfen Lavendelöl mit ein wenig Reisstärke, Honig, Meersalz oder einem neutralen Badeschaum.

Als Packung oder Kompresse

Kalte Packungen sind wirksam bei Fieber, Kopfschmerzen und Sonnenstich; warme helfen bei chronischen Krankheiten und bei Erkrankungen der inneren Organe. Sie wirken entspannend und krampflösend und öffnen zudem die Poren, so daß die Essenzen besser in die Haut eindringen können. Sie sind hervorragend als Vorbereitung für eine Gesichtsmassage und ein wirkungsvolles Mittel gegen Streß und nervöse Anspannung.

Kompressen helfen unter anderem bei Fieber, Quetschungen, Magen- und Darmkoliken, Leberschmerzen und Augenbeschwerden. Sie können entweder nur aus feuchtem Stoff bestehen oder auch mit einer Mischung aus Wasser und Tonerde gefüllt sein. Sie werden direkt auf den schmerzenden Körperteil aufgelegt. Handelt es sich um ein inneres Organ, so legt man die Kompresse auf den darüberliegenden Körperteil. Je nach Krankheit verwendet man heiße, kalte oder lauwarme Kompressen. Sie bleiben so lange liegen, bis sie die Körpertemperatur erreicht haben, dann werden sie ausgewechselt. Die Behandlung kann 2 Stunden dauern, unter Umständen aber auch die ganze Nacht. Geben Sie auf 1 Liter Wasser 3 bis 6 Tropfen Lavendelöl.

Als Spülung und Mittel zum Gurgeln

Mit dieser Methode werden vor allem Entzündungen im Mund und im Rachen behandelt. Geben Sie 2 bis 3 Tropfen Lavendelöl auf ein Glas abgekochtes lauwarmes Wasser, vermischen Sie alles miteinander und gurgeln oder spülen Sie damit zwei bis dreimal täglich. Für längere Behandlungen lohnt es sich, die Öle mit einem Lösungsvermittler anzurühren, der dafür sorgt, daß sich das Öl mit dem Wasser besser vermengt. Dann brauchen Sie zum Gurgeln bzw. Spülen einfach nur ein paar Spritzer der Mischung in ein Glas Wasser zu geben.

Als Ohrentropfen

Vermischen Sie 10 Milliliter reines Olivenöl oder Johanniskrautöl mit 5 bis 20 Tropfen Lavendelöl. Von dieser Mischung
träufeln Sie bei Bedarf 1 bis 2 Tropfen in den Gehörgang.

Als Inhaliermittel

Inhalationen sind ein hervorragendes Mittel, Krankheitserreger zu vernichten und dem Körper die heilenden Düfte zuzu-
führen. Es gibt verschiedene Methoden, wobei das Inhalieren
generell am besten so durchgeführt wird:

- die Nase reinigen
- sich ruhig und entspannt in etwa 30 Zentimeter Abstand
  vor die Duftquelle hinsetzen
- ausatmen und die Augen schließen
- langsam den Duft durch die Nase einatmen, bis das Zwerch-
  fell sich senkt und der Bauch sich mit Luft füllt
- langsam und ganz ausatmen

Zum Einatmen (trockene Inhalation)
Fast völlig kostenlos und sehr unaufwendig ist die folgende
Inhaliermethode: Geben Sie tagsüber ein paar Tropfen Lavendelöl auf ein Taschentuch und atmen Sie den Duft möglichst
oft und ganz bewußt ein. Oder geben Sie die Tropfen nachts
auf Ihr Kopfkissen. So begleitet Sie eine entspannende, beruhigende und heilende Wirkung.

Als Dampfinhalation

Die altmodische und bei fast allen Kindern verhaßte, aber hochwirksame *Dampfinhalation* über einer Schüssel mit heißem Wasser ist hervorragend zur Behandlung von Erkrankungen der Atemwege geeignet.

Geben Sie 5 bis 10 Tropfen Lavendelöl in einen Topf mit 1/4 Liter dampfend heißem Wasser. Halten Sie das Gesicht darüber, bedecken Kopf und Schüssel mit einem Handtuch und atmen den heißen Dampf 5 bis 10 Minuten lang ein.

Mittels elektrischem Inhalator

Die Luxusvariante unter den verschiedenen Inhalationsmethoden ist der Diffusor oder Zerstäuber (gibt es in Apotheken). Die Anschaffung lohnt sich, wenn in der Familie eine Neigung zu Asthma oder chronischer Bronchitis vorhanden ist. Eine Sitzung vor diesem Gerät sollte etwa eine Viertelstunde dauern; bei Erkrankungen der Atemwege ist es hilfreich, wenn Sie das Gerät die ganze Nacht lang auf niedrigster Stufe im Krankenzimmer laufen lassen.

Mittels einer Duftlampe

Aromalampen sind die moderne Variante der alten Räucherungen und nach wie vor ein hervorragendes Mittel, Krankenzimmer zu desinfizieren und so die Ansteckungsgefahr zu verringern. Am häufigsten werden dazu Duftlampen aus Keramik verwendet. Man stellt ein brennendes Teelicht in das Gefäß oder Gestell, füllt die dafür vorgesehene Schale oberhalb der Wärmequelle mit Wasser und gibt, je nach Intensität der gewählten Essenz, der Raumgröße, der Wassermenge und dem erwünschten Effekt, 5 bis 12 Tropfen Öl hinzu. Das Lämpchen sollte allerdings Platz für 3 bis 4 Eßlöffel Wasser bieten, sonst verdunstet die Essenz zu schnell. Wer keine Aromalampe besitzt, kann auch einfach ein Schälchen Wasser auf die

Heizung stellen und ein paar Tropfen von dem Öl seiner Wahl hineingeben. Wenn sich das Wasser erhitzt, verteilt sich der Duft in der Luft. Zum Desinfizieren bzw. Reinigen der Luft ist Lavendel ohne jeden Zusatz hervorragend geeignet. Und Sie können damit – auch durch die Kombination mit bestimmten anderen Ölen – im Zimmer eine Atmosphäre schaffen, in der man sich wohl fühlt. Wenn Sie Lavendelduft lieben, hier ein paar Vorschläge:

- Fürs Kinderzimmer
  2 Tropfen Lavendel
  2 Tropfen Rose
  2 Tropfen Melisse

- Gegen Streß
  4 Tropfen Lavendel
  2 Tropfen Rosenduft

- Gegen schlechten Geruch und Zigarettenrauch
  2 Tropfen Lavendel
  2 Tropfen Eukalyptus
  2 Tropfen Teebaumöl
  2 Tropfen Lemongrass

Zum unverdünnten Auftragen auf die Haut

Lavendelöl gehört zu den wenigen essentiellen Ölen, die trotz ihrer hohen Konzentration unverdünnt angewendet werden können, weil sie nicht auf der Haut brennen. Geben Sie bei Bedarf etwas von dem Öl direkt aus der Flasche – entweder mit dem Finger oder einem Wattestäbchen – auf Verbrennungen, Herpesbläschen, Pickel, Schnittwunden und andere Problemstellen. Das Heilöl wandert sehr schnell durch das Gewebe in die Kapillaren des Blutkreislaufs. Dort wird dafür gesorgt, daß sich das Öl blitzartig über den gesamten Organismus verteilt. Besonders wirksam ist das Einmassieren der Fußsohlen. Ziemlich durchlässig sind auch Stirn, Kopfhaut, Achseln und die Handinnenflächen. Aber denken Sie dran: Bei manchen anderen Ölen ist das streng verboten. *Lavendel ist wirklich die Ausnahme!*

Als Nasentropfen

Wollen Sie aus Lavendelöl Nasentropfen herstellen, empfiehlt sich als Trägersubstanz Haselnußöl. Reines Olivenöl wäre zwar auch gut geeignet, aber der Geschmack, der im Rachen entsteht, ist nicht jedermanns Sache. Geben Sie auf 10 Milliliter Basisöl 1 Milliliter Lavendelöl, das sind etwa 4 bis 5 Tropfen. Erfahrene Aromatherapeuten empfehlen, einige Tropfen auf passende Taschentuchstreifen oder kleine Wattebäusche zu träufeln und diese in die Nasenlöcher zu stecken vorzugsweise dann, wenn Sie niemand sieht. Die Nase wird dadurch sofort frei.

Als Massagemittel

Bevor ein ätherisches Öl direkt mit der Haut in Kontakt kommt, sollte es grundsätzlich mit einem sogenannten Trägeröl vermischt werden. Das gilt auch für Lavendelöl, obgleich dieses (siehe oben) als eines der wenigen ätherischen Öle auch unverdünnt normalerweise problemlos auf der Haut vertragen wird und sogar *in minimalen Dosen* (!!!) oral eingenommen werden kann.

Als Trägeröl für das Massagemittel können Sie grundsätzlich alle pflanzlichen Öle verwenden, aber es ist ratsam, für verschiedene Zwecke unterschiedliche Trägeröle zu verwenden. Wichtig ist, daß Sie ein kaltgepreßtes Öl verwenden, das gar nicht oder möglichst wenig raffiniert ist. Achten Sie auf die Herstellungsmethode: Traubenkernöl zum Beispiel wird durch Lösungsmittelextraktion gewonnen und ist deshalb weniger gut geeignet als kaltgepreßte Öle.

Faustregel für die Dosierung: Geben Sie auf 50 Milliliter Trägeröl 20 bis 30 Tropfen des ätherischen Öls. Das entspricht einer zwei- bis dreiprozentigen Verdünnung.

Mandelöl ist relativ preiswert, erfrischend und nährend für jede Haut und jedes Alter. Es ist besonders gut als Massage- und Körperöl geeignet, weil es rasch in die Haut einzieht.

Weizenkeimöl enthält viel Vitamin E, ist nährend und regenerierend, aber relativ teuer und deshalb in erster Linie für das Gesicht bzw. für kosmetische Zwecke zu empfehlen.

Ebenso ist *Haselnußöl* für kosmetische Zwecke hervorragend geeignet, besonders bei trockener und strapazierter Haut.

Aloe-vera-Öl enthält kostbare Bestandteile für die Haut, Enzyme, Vitamine, Mineralien, Proteine und ist optimal für strapazierte und alternde, rissige oder spröde Haut.

Johanniskrautöl ist besonders wirksam bei Narben, Geschwüren und Sonnenbrand, außerdem wirkt es nervenberuhigend und stimmungsaufhellend. Sie können es unter der Bezeichnung Rotöl in der Apotheke kaufen oder aber es selbst herstellen. Pflücken Sie im Juni/Juli die sonnengelben Blüten des Johanniskrauts, geben Sie sie bei zunehmendem Mond in ein Einmachglas mit reinem Olivenöl. Deckel nicht vergessen! Nun lassen Sie das Glas etwa 3 bis 4 Wochen in der Sonne stehen. Ab und zu schütteln. Wenn das Öl eine leuchtende Farbe angenommen hat, ist es fertig. Hält ungefähr ein Jahr.

Olivenöl (extra vergine) ist reich an ungesättigten Fettsäuren und hat hervorragende Eigenschaften, allerdings wird es schneller als andere Öle ranzig.

Jojobaöl ist eigentlich kein Öl, sondern eine Art flüssiges Wachs und deshalb unbegrenzt haltbar; es hilft bei Haarproblemen, bei Augenentzündungen und Halsweh. Das beste Öl für jeden Hauttyp: Es heilt, nährt, befeuchtet und schützt vor Sonnenstrahlen. Der von der Natur eingebaute Sonnenschutz entspricht dem Schutzfaktor 4 und erleichtert denen, die es nicht lassen können, das Braunwerden.

Auf den Haaren

Haarkuren: Da ätherische Öle besonders gut über die Kopfhaut resorbiert werden, sind sie in Form von Haarkuren ausgesprochen wirkungsvoll. Es ist empfehlenswert, die Öle mit einem pflanzlichen Öl als Trägersubstanz zu verbinden. Besonders geeignet sind Jojobaöl und Weizenkeimöl. Der Anteil der ätherischen Öle sollte *maximal* 3 bis 4 Prozent betragen. Das bedeutet: auf 100 Milliliter Basisöl kommen 3 bis 4 Milliliter bzw. 60 bis 80 Tropfen ätherisches Lavendelöl.

Shampoos: Geben Sie an ein neutrales unparfümiertes Shampoo pro 100 Milliliter 20 bis 30 Tropfen ätherisches Lavendelöl.

Haarwasser: Für ein starkes Haarwasser auf Alkoholbasis mischen Sie bitte 50 Milliliter Alkohol (z. B. Wodka als sauberstes Alkoholdestillat) mit 50 Milliliter Wasser und fügen dann 80 bis 100 Tropfen des Öls hinzu.

Orale Einnahme

Viele Aromatherapeuten sind äußerst zurückhaltend mit der Empfehlung, ätherische Öle einzunehmen. Aber gegen Übelkeit, Erschöpfung, Blähungen, Schwäche und Koliken ist es oft hilfreich und völlig unschädlich, wenn Sie 1 bis 3 Tropfen Lavendelöl mit 1 Löffel Milch oder Wasser einnehmen.

Lavendelblüten und ihre praktische Anwendung

Lavendelöl ist ohne jeden Zweifel ein hervorragendes Heilmittel und sehr bequem in der Anwendung. Aber wenn Sie ohne allzu große Mühe an frischen oder getrockneten Lavendel kommen und sich Ihre Kräutermedizin selbst zubereiten können, ist das in vielen Fällen noch besser. Und Sie werden sehen: Wenn Sie für ein krankes Familienmitglied eine warme Packung aus richtigen, womöglich noch selbstgeernteten Kräutern zubereiten, dann ist das etwas ganz anderes, als wenn Sie einfach nur ein paar Tropfen Öl in eine Schüssel mit Wasser geben. Nachfolgend nun die wichtigsten Verwendungsmöglichkeiten einzelner Pflanzenteile.

Kräutertee

Es ist ein großer Unterschied, ob Sie einen Kräutertee aufbrühen, weil er Ihnen schmeckt oder einfach gut tut, oder ob Sie den Tee als Medizin verwenden möchten. Das gilt natürlich auch für Lavendel.
Ein abendliches Täßchen Lavendeltee ist vom Geschmack her ein wenig gewöhnungsbedürftig, wirkt aber wunderbar beruhigend und entspannend. Zubereitet wird er wie alle Kräutertees: Geben Sie pro Tasse 1 knappen Teelöffel getrocknete oder 2 Teelöffel frische Lavendelblüten in eine Kanne und übergießen Sie sie mit kochendem Wasser. Zugedeckt ein paar Minuten ziehen lassen und, wenn Sie mögen, mit Honig süßen.

Wenn Sie allerdings Lavendeltee als Medizin gegen Schlafstörungen trinken wollen oder gegen Spannungskopfschmerzen (dagegen ist er ein ganz ausgezeichnetes Mittel), müssen Sie ihn auch zubereiten wie eine Medizin: Geben Sie 1 Eßlöffel getrocknete Lavendelblüten in 1/4 Liter kochendes Wasser und lassen Sie sie so lange darin ziehen, bis das Wasser kalt ist. So gewinnen Sie mit Sicherheit alle Wirkstoffe aus den Blüten. Dann gießen Sie den Tee durch ein Sieb – und machen ihn wieder warm. Wenn Ihnen der Lavendelgeschmack allein zu intensiv ist, probieren Sie doch einfach ein paar Mischungen aus. Lavendel verträgt sich gut mit Kamille oder Lindenblüten.

Aufguß und Absud

Im Prinzip ist ein Aufguß nicht mehr und nicht weniger als ein starker Kräutertee, den man nicht trinkt, sondern als Badezusatz oder für heiße oder kalte Umschläge verwendet. Nehmen Sie für einen Aufguß ein wenig mehr Blüten als für einen Tee und lassen Sie ihn ruhig etwas länger ziehen.

Absud nennt man das Gebräu, für das man nicht nur die Blüten, sondern auch Blätter, Stiele und Samen verwendet. Bringen Sie die harten Teile der Pflanze in Wasser zum Kochen und lassen Sie sie mindestens eine Viertelstunde lang auf kleiner Flamme sieden, damit die Wirkstoffe verfügbar werden.

Aufguß und Absud sind für heiße oder kalte Kompressen geeignet. Tauchen Sie ein sauberes Tuch hinein, wringen Sie es leicht aus und legen Sie es auf den Körperteil, dem Sie etwas Gutes tun wollen.

Warme Packung

Füllen Sie die Lavendelblüten und -blätter in ein weiches, sauberes Tuch oder ein Säckchen, das ungefähr so groß ist wie die Körperfläche, die Sie damit behandeln wollen. Gießen Sie kochendes Wasser darüber und drücken Sie die Packung in einem sauberen Handtuch gut aus. Dann legen Sie sie so heiß, daß man es gerade noch aushalten kann, auf die betroffene Körperstelle. Hilft bei Nerven-, Glieder- und Muskelschmerzen und bewirkt, auf den Bauch gelegt, einen entspannten und heilsamen Schlaf.

Badezusatz

Geben Sie 1 bis 2 Handvoll getrocknete Lavendelblüten in ein Musselinsäckchen (genausogut ist ein Waschhandschuh aus Frottee geeignet) und hängen Sie es unter den Wasserhahn, während das Badewasser einläuft.

Salbe

Wenn Sie zur Behandlung Ihrer Hautprobleme unbedingt Ihre eigene Lavendelsalbe herstellen möchten, spricht nichts dagegen. Aber es ist eine ziemlich mühsame Prozedur. Sie brauchen außer Lavendelblüten etliches Zubehör wie Bienenwachs oder tierisches Fett, Pflanzenöl, Töpfchen, Tiegel und dergleichen. Gleichzeitig müssen Sie immer damit rechnen, daß das Ergebnis entweder zu flüssig oder zu pappig ist. Wenn Sie es trotzdem ausprobieren wollen, soll es am Rezept nicht mangeln:
Zerstoßen Sie die Lavendelblüten in einem Mörser, geben Sie

sie in ein Töpfchen aus Edelstahl oder feuerfestem Glas und lassen Sie sie mit Wasser bedeckt 15 bis 30 Minuten köcheln. Abkühlen lassen. Fügen Sie ein wenig Pflanzenöl hinzu, setzen die Mischung wieder auf die Flamme und lassen sie so lange köcheln, bis das Wasser verdampft ist. Nun geben Sie soviel Bienenwachs und/oder Fett hinzu, bis Ihre Salbe die erwünschte Konsistenz hat, lassen sie abkühlen und füllen sie in Döschen. Leichter tun Sie sich, wenn Sie in der Drogerie eine fertige geruchsneutrale Hautsalbe kaufen und die pulverisierten und weichgekochten Lavendelblüten damit verrühren.

TEIL 2

Krankheiten und
Beschwerden von A bis Z

Hierbei kann Lavendel helfen

Eine Warnung vorweg: Bitte glauben Sie nicht, daß Sie nun mit Hilfe des Lavendels sämtliche Krankheiten und Beschwerden, die nachfolgend aufgelistet sind, auskurieren können. Das glaube nicht einmal ich, obgleich ich mit großer Gewissenhaftigkeit zusammengetragen habe, was im Laufe der Zeit an fundierten (!) Erfahrungen mit der Heilkraft des Lavendels zusammengekommen ist. Alle gesundheitlichen Probleme und Beschwerden in diesem Register können mit Hilfe der Lavendeltherapie geheilt oder zumindest gelindert werden. Das hat sich wieder und wieder erwiesen. Aber es gibt keine Garantie, daß der Lavendel auch in Ihrem Fall helfen wird – ebensowenig wie es eine Garantie gibt, daß das stärkste Antibiotikum auf dem Markt Ihre Bronchitis heilt.

Das hat natürlich einen guten Grund: Wenn wir krank sind, so steckt dahinter oft nicht mehr und nicht weniger als die dringende Forderung unseres Körpers nach einer Ruhepause, die wir ihm freiwillig nicht zugestanden haben: Er kann nicht mehr. Also macht er Druck und zwingt uns in die Knie – oder ins Bett. Dieses Bedürfnis sollten wir respektieren. Nichts wäre unvernünftiger, als ihn mit Hilfe von drastischen Maßnahmen und Medikamenten so schnell wie möglich wieder fit zu machen. Wir können jedoch auf sanfte Weise dazu beitragen, daß unsere Selbstheilungskräfte allmählich in Schwung kommen und wir unser körperliches und seelisches Gleichgewicht wiederfinden – bis wir schließlich ganz gesund sind.

Genau dabei kann uns der Lavendel unterstützen – als ein sehr gutes Mittel unter vielen anderen guten Mitteln. Er hat allerdings den Vorteil, daß er als ein sanfter Riese bei mehr Krankheiten und Beschwerden helfen kann als viele andere Heilmittel. Er ist wirklich ein Allroundgenie, sozusagen ein Breitbandheilkraut ohne Nebenwirkungen. Ob allein oder kombiniert mit anderen Heilkräutern oder ätherischen Ölen – ich hoffe, daß Sie in vielen Fällen wirklich Ihr »blaues Wunder« erleben werden, wenn Sie die folgenden Vorschläge ausprobieren. Daß Sie sofort ärztlichen Rat hinzuziehen, wenn Sie mit Ihren eigenen Behandlungsmethoden nicht weiterkommen, sollte eigentlich nicht extra erwähnt werden müssen, aber ich tue es trotzdem. Außerdem: Vor die Therapie hat der liebe Gott die Diagnose gestellt, und wenn die nicht wirklich sonnenklar ist, sollten Sie dies einer Fachfrau oder einem Fachmann überlassen. Aber Warnungen haben Sie im ersten Teil des Buches ja schon genug bekommen – schlagen Sie jetzt Ihre Beschwerden und Symptome einfach nach und lassen Sie sich von den Rezepten angenehm überraschen!

Abszeß

Unter einem Abszeß (oder Furunkel) versteht man einen unter der Haut eingekapselten Krankheitsherd. Wenn er sich entzündet, kommt es zu Rötung, Schwellung und pochendem Schmerz. Sollten Sie auch noch Fieber bekommen, ist ärztliche Hilfe dringend notwendig. In leichteren Fällen kann Lavendel dazu beitragen, daß der Abszeß schneller abheilt.

Lavendeltherapie

- Handelt es sich um einen kleinen Abszeß, so geben Sie am besten ein paar Tropfen Lavendelöl unverdünnt auf den Entzündungsherd und bedecken die Stelle mit Watte oder feuchtwarmer Gaze.

- Ist der Abszeß größer, geben Sie 10 Tropfen Lavendelöl in 100 Milliliter heißes, abgekochtes Wasser. Tauchen Sie ein sauberes Stück Gaze, Watte oder Verbandsmull hinein und legen Sie diese Kompresse – so heiß Sie es aushalten können – auf die befallene Stelle, um den Eiter herauszuziehen. Damit die Kompresse möglichst lange heiß bleibt, können Sie sie mit einer Plastiktüte abdecken und eine möglichst heiße Wärmflasche darauf legen.

Was Sie sonst noch tun können
Ein Abszeß ist häufig ein Hinweis darauf, daß der Körper überfordert ist. Gönnen Sie sich viel Ruhe und achten Sie besonders auf gesunde, vitaminreiche Ernährung.
Zusätzlich: reines Teebaumöl, abwechselnd oder kombiniert mit Lavendelöl angewandt, ist ein weiteres wirkungsvolles Mittel, außerdem Kamillen- und Bergamottöl.

Akne

Akne entsteht meist durch hormonelle Störungen, wobei es oft eine Veranlagung dazu in der Familie gibt. Falsche Ernährung und ein chaotisches Seelenleben tragen dazu bei, die Hautkrankheit zu verschlimmern und den Opfern – vor allem denen in der Pubertät – das Leben schwerzumachen. Das wissen alle, die darunter leiden, nur zu gut. Der Grund, warum Akne einen ausgerechnet in der Lebensphase befällt, in der man sie am allerwenigsten gebrauchen und am allerschwersten verkraften kann, ist immerhin nachvollziehbar: Die hormonellen Veränderungen während der Pubertät führen zu erhöhter Talgproduktion. Der Überschuß legt sich besonders gern im Haar, auf der Nase und rund ums Kinn ab. Dort entstehen dann in den verstopften Poren die gefürchteten Pickel, Mitesser und Entzündungen. Lavendel gehört zu den blutreinigenden und die Talgproduktion regulierenden Essenzen und kann deshalb dazu beitragen, die Akne zu mildern.

Lavendeltherapie

- Wenn die Haut sehr fettig ist, hilft Lavendeltee. 1/2 Liter kochendes Wasser über 1 Handvoll Blüten gießen, zudecken und 10 Minuten ziehen lassen. Durchseihen, morgens nüchtern und abends vor dem Einschlafen jeweils eine kleine Tasse davon trinken. Wer will, kann mit Honig süßen.
- Zwei- bis dreimal täglich das Gesicht mit lauwarmem Lavendeltee baden. Täglich frisch zubereiten!
- 2 bis 5 Tropfen Lavendelöl in eine Tasse heißes Wasser geben und zwei- bis dreimal in der Woche ein Gesichtsdampfbad machen. Lästig, aber wirkungsvoll!
- Geschwollene oder entzündete Pickel heilen schneller ab, wenn man 1 Tropfen Lavendelöl unverdünnt darauf gibt.
- Komplizierter, aber sehr wirkungsvoll ist das folgende Rezept:
  0,5 Milliliter Inula graevolens (oder Grüne Myrte)
  0,5 Milliliter Eucalyptus dives
  0,5 Milliliter Speiklavendel
  0,5 Milliliter Rosmarin Typ verbenon
  50 Milliliter Haselnußöl bzw. Mandelöl oder ein Trägergel
  Alles sanft miteinander verrühren und morgens und abends auf die gereinigte Haut auftragen.

Was Sie sonst noch tun können

Trinken Sie reichlich blutreinigende Kräutertees (Brennesseln, Echinacea, Roter Klee).
Reinigen Sie Ihr Gesicht am besten mehrmals täglich sanft, aber gründlich.

Sagen Sie, auch wenn es schwerfällt, nein bei Süßigkeiten, Pommes frites, Alkohol, Currywürsten und Co.
Bewegen Sie sich sooft wie möglich an der frischen Luft.

Altern

Alt werden ist, das wissen wir alle, ein völlig natürlicher Prozeß, der dadurch entsteht, daß mit zunehmendem Alter die Zellteilung verlangsamt wird. Wir können nicht verhindern, daß wir älter werden, aber wir können dazu beitragen, daß sich die Zellen auch im Alter noch möglichst rasch erneuern. Gesunde Ernährung, viel Bewegung in frischer Luft und ein möglichst streßfreies Leben spielen dabei eine wichtige Rolle, was leichter gesagt als getan ist. Aber auch Lavendel, der, wie sogar wissenschaftlich nachgewiesen wurde, die Zellteilung anregt, kann dazu beitragen, daß der Alterungsprozeß langsamer und harmonischer verläuft.

Lavendeltherapie
- Geben Sie in Ihr Bad regelmäßig ein paar Tropfen Lavendelöl. Wenn Sie die volle Wirkung ausschöpfen wollen, vermischen Sie das Öl mit 1 Tasse Meersalz, oder 1/2 Tasse Sahne oder einem Emulgator, da essentielle Öle nur zu einem geringen Teil wasserlöslich sind. Falls Sie das Lavendelöl trotzdem direkt ins heiße Badewasser geben wollen, warten Sie damit zumindest, bis die Badewanne vollgelaufen ist. Geben Sie erst dann 10 bis 15 Tropfen Lavendelöl hinzu, damit Ihnen die Wirkung möglichst lange erhalten bleibt.
- Füllen Sie ein Mullsäckchen mit Lavendelblüten und hängen Sie dies unter den Wasserhahn, während das Badewasser einläuft.

- Lassen Sie sich möglichst oft mit einer Lavendelölmischung massieren (5 Tropfen auf 1 Eßlöffel Basisöl).

Was Sie sonst noch tun können

Ginseng wurde schon vor 2000 Jahren von den Chinesen erfolgreich zur Lebensverlängerung eingesetzt, vor allem, um möglichst lange körperlich, sexuell und geistig fit und aktiv zu bleiben.

Von den Tausenden von Ratschlägen zum Jung- und Fitbleiben greife ich nur zwei auf, die sich besonders bewährt haben: Verwenden Sie bei jeder sich bietenden Gelegenheit reines kaltgepreßtes Olivenöl. Und essen Sie reichlich Knoblauch. Er senkt den Cholesterinspiegel und den Blutdruck.

Allergien

Allergische Reaktionen entstehen dadurch, daß Leber, Bauchspeicheldrüse und Milz auf bestimmte – meist völlig harmlose – Auslöser hin mit ihrer an sich durchaus sinnvollen Antikörperproduktion über jedes vernünftige Maß hinausschießen. Das führt zu den verschiedensten, aber durchweg unangenehmen Symptomen. Die häufigsten sind Irritationen der Schleimhäute und der Haut. Allergien lassen sich nicht mit Lavendel (oder irgendeiner anderen Form von Kräutertherapie) kurieren. Aber man kann mit Hilfe des Lavendels ein paar Symptome auf der Haut lindern.

Lavendeltherapie
- Geben Sie bei Juckreiz, Pusteln und anderen Hautreaktionen jeweils ein paar Tropfen Lavendelöl, Kamillenöl und Melissenöl in ein Basisöl (etwa Jojoba oder Mandel) und reiben Sie die befallenen Körperstellen sanft damit ein.

Was Sie sonst noch tun können
Die Rescue- oder Notfallsalbe von Dr. Bach, sanft auf die
befallenen Hautpartien aufgetragen, lindert den Juckreiz.

Angstzustände, streßbedingt

Plötzliche Angstattacken können als durchaus begründete
Reaktion auf ein Erlebnis, aber auch ohne jede erkennbare
Ursache auftreten. Oft gehen sie Hand in Hand mit Atemnot,
Zittern und Angstschweiß. Häufen sich solche Zustände, so
können sie der Auslöser für eine lange Reihe von körperlichen
Krankheiten sein. Deshalb ist es sinnvoll, sich mit diesem
Problem an einen Fachmann zu wenden (Ärzte, Psychothera-
peuten, Heilpraktiker). Zusätzlich zu einer eventuellen Thera-
pie können Sie bei akuten Attacken die beruhigenden Eigen-
schaften des Lavendels nutzen.

Lavendeltherapie
- Bewährt hat sich bei plötzlichen Angstzuständen ein Bad
  mit der folgenden entspannenden Bademischung:
  2 Tropfen Lavendelöl
  2 Tropfen Geraniumöl
  2 Tropfen Sandelholzöl
  1 Tropfen Ylang-Ylang-Öl
  Wenn Sie die Palette der verschiedenen ätherischen Öle
  nicht im Hause haben: 10 bis 15 Tropfen reines Lavendelöl,
  ins warme Badewasser gegeben, beruhigen und entspannen
  ebenfalls.
- Geben Sie die obige Mischung in 1 Eßlöffel Mandelöl (oder,
  falls nicht vorhanden, Sonnenblumen-, Erdnuß- oder Se-
  samöl) und bitten Sie einen lieben Menschen, Sie damit zu
  massieren. Es muß keine professionelle Massage sein, schon

ein sanftes Streicheln tut dem Körper und vor allem der Seele gut.

- Wenn Sie nicht die Möglichkeit haben, ein Bad zu nehmen und auch keinen finden, der Sie massiert: Diese Mischung hat auch in einer Aromalampe eine rasche, beruhigende Wirkung.
- Wenn Sie weit weg von zu Hause plötzlich Streß und Angst ausgesetzt sind: Geben Sie 4 Tropfen Lavendelöl ins Taschentuch und atmen Sie den Duft tief ein. Sie werden spüren, daß die ersehnte Entspannung bald eintritt.

Was Sie sonst noch tun können
Auch wenn Sie es längst wissen, hier noch einmal: Spaziergänge, frische Luft, Yoga, Meditation und gesunde Ernährung tragen wesentlich zur seelischen Stabilität bei.

Arthritis

Entzündungen und Ablagerungen an den Gelenken verursachen vor allem älteren Menschen starke, manchmal chronische Schmerzen und verderben einem den Spaß an körperlicher Bewegung. Eine einigermaßen wirkungsvolle Hilfe ist nur durch eine ganzheitliche Behandlung möglich, denn für den Ausbruch der Krankheit ist eine ganze Reihe verschiedener Faktoren verantwortlich: das genetische Programm ebenso wie die Ernährung und die Lebensführung, beruflicher und privater Streß und die seelische Verfassung. Eine Heilung ist schwer zu erreichen, aber durch die Kraft des Lavendels ist es zumindest möglich, die für den Ausbruch der Krankheit verantwortlichen Giftstoffe im Körper zu reduzieren und wegen seiner entzündungshemmenden Eigenschaften die Schmerzen ein wenig zu lindern.

Lavendeltherapie

- Geben Sie

  2 Tropfen Lavendelöl

  2 Tropfen Eukalyptusöl

  2 Tropfen Wacholderöl

  2 Tropfen Zitronenöl

  in 1 Eßlöffel Trägeröl (Mandelöl ist gut geeignet) und massieren Sie damit ganz sanft das befallene Gelenk. Anschließend wickeln Sie ein weiches warmes Tuch darum.
- Manchmal hilft Lavendel pur
- Geben Sie zweimal täglich 4 bis 5 Tropfen auf die schmerzenden Gliedmaßen und reiben Sie sie sanft damit ein. Wenn Ihnen diese Methode zu aufwendig ist: Geben Sie 60 Tropfen Lavendelöl auf 100 Milliliter Trägeröl. Das reicht für mehrere Massagen!

Was Sie sonst noch tun können

Wenn Ihnen Kälte eher Schmerzerleichterung bringt als Wärme, kann eine Kompresse aus gekochten, abgekühlten Kohlblättern hilfreich sein.

Eine wissenschaftliche Studie hat ergeben, daß die Einnahme von täglich 3 bis 7 Gramm Ingwer bei 75 Prozent der Testpersonen spürbare Erleichterung brachte.

Asthma

Als Asthma bezeichnet man massive Atemschwierigkeiten, die durch Muskelverkrampfungen entstehen. Diese Krämpfe führen dazu, daß man den Schleim, der sich in den Bronchien ansammelt, nicht abhusten kann, was noch zusätzlich zu Atemnot führt. Die Veranlagung zu Asthma liegt in der Familie, aber auch Allergien, Infektionen oder seelische Traumen können zu asthmatischer Atemnot führen. Oft macht sich die Krankheit schon in der frühen Kindheit bemerkbar. Eine Behandlung ist sehr schwierig und sollte selbstverständlich erfahrenen Fachleuten vorbehalten bleiben. Aber zusätzlich zu den ärztlicherseits verordneten Mitteln – oder als Erste Hilfe, während man auf das Eintreffen eines Notdienstes wartet – kann das folgende Rezept aus der Aromatherapie Erleichterung verschaffen.

Lavendeltherapie
- Geben Sie in eine Schüssel mit 1/4 Liter heißem Wasser
  2 Tropfen Lavendelöl
  2 Tropfen Kamillenöl
  2 Tropfen Eukalyptusöl
  2 Tropfen Ysopöl
  und lassen Sie den Kranken diese Mischung inhalieren.
- Falls der Patient sich weigert zu inhalieren oder in seiner Panik nicht in der Lage dazu ist: Geben Sie je 10 Tropfen Lavendel, Eukalyptus und Pfefferminzöl mit ein wenig Wasser in eine Aromalampe und zünden Sie sie im Krankenzimmer an.

Was Sie sonst noch tun können
2 Tropfen Rescue Remedy, die Notfalltropfen der Bach-Blütentherapie, in ein Glas Wasser gegeben und direkt auf die Lippen geträufelt oder auf die Schläfen oder Handgelenke gerieben, wirken in vielen Fällen Wunder gegen die Panik, die mit der Atemnot verbunden ist und den Zustand noch verschlimmert.

Augenschmerzen

Dafür gibt es viele mögliche Ursachen: Eine Verletzung, ein Fremdkörper, der ins Auge geraten ist, eine Entzündung, Übermüdung durch zu viele Stunden vor dem Computer oder vor dem Fernseher. Ziehen Sie bei einer Augenverletzung unbedingt ärztliche Hilfe hinzu und lassen Sie sich untersuchen; das Auge ist zu empfindlich, als daß man mit leichter Hand über eine Verletzung hinweggehen könnte. Bei manchen Kleinigkeiten können Sie natürlich selbst eingreifen: Ein Fremdkörper im Auge läßt sich häufig mit reichlich kaltem Wasser ausspülen. Anschließend verschafft ein Lavendel-Augenbad Erleichterung.

Lavendeltherapie

- Für ein Augenbad geben Sie abgekühltes abgekochtes Wasser in eine kleine Schale und fügen Sie je 1 Tropfen Lavendelöl und 1 Tropfen Kamillenöl hinzu. Tauchen Sie ein wenig Watte hinein und legen Sie diese auf das schmerzende Auge.
- Bei müden oder geschwollenen Augen helfen kalte Kompressen mit je 2 Tropfen Lavendel- und Kamillenöl.
- Bei einer Augenentzündung kann ein Lavendeldampfbad Erleichterung bringen. Geben Sie ein paar Tropfen Lavendelöl in eine Schüssel mit etwa 1/4 Liter heißem Wasser und beugen Sie sich mit geöffneten Augen darüber. Die aufsteigenden Dämpfe wirken heilend auf die Entzündung.

Was Sie sonst noch tun können

Bei Bindehautentzündungen, allergischen Reaktionen und grundsätzlich bei Entzündungen an den Augen hilft Myrtenwasser, möglichst direkt ins Auge geträufelt.

Blähungen

Blähungen entstehen, wenn sich im Magen oder im Darm Gase bilden, weil man zuviel oder zu schnell oder die falschen Dinge gegessen hat. Oft handelt es sich dabei um zwei bestimmte Kohlenhydrate, Raffinose und Stachyose, die der Darm nicht verdauen kann, weil ihm das dazu erforderliche Enzym fehlt. Also bleiben sie so lange im Darm, bis sie von den Bakterien, die sich im Verdauungssystem befinden, fermentiert werden, und bis dahin bilden sie Gase. Vor allem Bohnen und andere Hülsenfrüchte sind es, die diese unverdaulichen Kohlenhydrate enthalten. Blähungen allein sind schon lästig genug, aber häufig sind damit auch noch andere unangenehme Beschwerden verbunden: Magenschmerzen, Aufstoßen oder das Gefühl, einen Fußball verschluckt zu haben. Am besten ist natürlich die Vorbeugung. Essen Sie langsam, kauen Sie gründlich und meiden Sie nach Möglichkeit Lebensmittel, von denen Sie wissen, daß sie bei Ihnen Blähungen verursachen. Übrigens: Gastroenterologen haben herausgefunden, daß jeder Erwachsene im Durchschnitt jede Stunde 8 bis 20 Winde läßt!

Lavendeltherapie
Eine sanfte Massage mit einigen Tropfen Lavendelöl, verdünnt mit 1 Eßlöffel pflanzlichem Trägeröl, wird Ihrem Bauch in quälenden Situationen Erleichterung verschaffen.

Was Sie sonst noch tun können
Ein Tee aus Anis, Kümmel, Fenchel und Pfefferminz, einzeln oder gemischt, bringt Ruhe in das aufgebrachte Gedärm. Geben Sie pro Tasse 1 Teelöffel der getrockneten Kräuter in eine Teekanne und gießen Sie kochendes Wasser darüber. Lassen Sie den Tee 10 Minuten ziehen, gießen Sie ihn durch ein Sieb und trinken Sie ihn lauwarm und *ganz langsam*!

Blasenentzündung

Eine Entzündung der Harnwege kann höchst schmerzhaft und unangenehm sein – die meisten Frauen können ein Lied davon singen, während Männer sehr viel seltener darunter zu leiden haben. Das sind die klassischen Symptome: Wenn Sie sehr häufig und immer ganz plötzlich und dringend zur Toilette müssen und sich nicht zu gehen trauen, weil es beim Wasserlassen so brennt, dann können Sie ziemlich sicher sein, daß Ihre Blase entzündet ist. Tritt das Problem häufig auf oder haben Sie dabei Fieber, Rückenschmerzen oder Blut im Urin, sollten Sie unbedingt fachlichen Rat einholen. Erste Hilfe bei akuten Schmerzen kann jedoch Lavendel bringen.

Lavendeltherapie

- Geben Sie 10 Tropfen Lavendelöl, mit 1 Handvoll Meersalz vermischt, in warmes Badewasser. Ein solches Bad verschafft umgehend Erleichterung und wirkt außerdem entzündungshemmend.
- Geben Sie 10 Tropfen Lavendelöl in eine kleine Schüssel mit etwa 1/4 Liter abgekochtem Wasser. Tauchen Sie einen Wattebausch hinein und tupfen Sie damit nach jedem Wasserlassen die schmerzende Harnröhrenöffnung ab.
- Geben Sie sehr heißes, dampfendes Wasser in einen Eimer, fügen Sie 10 Tropfen Lavendelöl hinzu und setzen sich mit gespreizten Beinen so über den Eimer, daß die heilenden, aber nicht zu heißen Dämpfe den schmerzenden Scheidenbereich erreichen können.

Was Sie sonst noch tun können

Trinken Sie reichlich Wasser und Kräutertee, auch wenn Sie Angst vor den Schmerzen beim Wasserlassen haben.

Ein ausgezeichnetes Hausmittel ist Preiselbeersaft. Er enthält Arbutin, einen Wirkstoff, der antibiotisch und entwässernd wirkt. Allerdings müssen Sie sehr viel davon trinken – pro Tag möglichst 1 Liter.

Depressive Verstimmung

Unter depressiven Verstimmungen – die nicht mit Depressionen zu verwechseln sind – verstehen wir Gemütsverfassungen, die allesamt ähnliche Symptome, aber die verschiedensten Ursachen haben. Wenn wir bisweilen scheinbar grundlos glauben, die gesamte Welt sei gegen uns, wenn wir uns »klein«, verzagt und unverstanden fühlen, dann stecken manchmal ganz eindeutige körperliche Ursachen dahinter: eine anstrengende Entbindung, eine längere oder eine sich anbahnende Krankheit, eine Operation oder ein hormoneller Umschwung. Gegen diese Art von Mißstimmungen kann man meist ganz gezielt etwas unternehmen (siehe unten). Immer häufiger jedoch leiden in unserer Zeit die Menschen unter Symptomen, für die es keine erkennbare Ursache gibt: Appetitlosigkeit, Schlafstörungen, chronische Müdigkeit, Verlust des Selbstwertgefühls, Apathie bis hin zu Selbstmordgedanken – Krankheitszeichen, die unter dem Begriff Depression zusammengefaßt werden und die nur äußerst schwer zu behandeln sind. Antidepressiva oder Stimmungsaufheller helfen allenfalls vorübergehend, aber sie haben starke Nebenwirkungen und stürzen die Seele möglicherweise danach um so tiefer in ein schwarzes Loch. Bach-Blüten oder auch eine Aromatherapie können in manchen Fällen Erleichterung bringen, aber Sie sollten sich auf jeden Fall an einen erfahrenen Spezialisten wenden.

Gegen leichtere Fälle von depressiven Verstimmungen können Sie jedoch mit Lavendel durchaus etwas ausrichten. Lavendel beruhigt und stärkt das strapazierte Nervensystem auf sanfte Weise.

Lavendeltherapie

- Wunder wirkt oft eine sanfte Massage von einem lieben Partner mit

  2 Tropfen Lavendelöl
  2 Tropfen Geraniumöl
  1 Tropfen Kamillenöl
  15 Milliliter Trägeröl.

  Lassen Sie sich damit am besten zweimal täglich am Rücken einreiben, vorzugsweise von einer Person, der gegenüber Sie sich auch öffnen würden und die bei Bedarf geduldig und verständnisvoll zuhören kann.

- Trinken Sie eine Tasse Lavendeltee, mit Honig gesüßt.

- Legen Sie Lavendelsäckchen in Ihre Schränke oder zum Schlafen ein kleines Lavendelkissen auf Ihr Kopfkissen.

- Stellen Sie eine Duftlampe mit ein paar Tropfen Lavendelöl in Ihr Zimmer.

Was Sie sonst noch tun können

Bei leichteren Gemütsverstimmungen können Sie selbst mit Bach-Blüten experimentieren. Besorgen Sie sich ein Buch über die Blütentherapie und versuchen Sie, durch intensive Selbsterforschung die Ursache Ihrer depressiven Verstimmung herauszufinden und mit den entsprechenden Bach-Blüten-essenzen auszugleichen. Sie brauchen keine Angst zu haben, daß Sie etwas falsch machen und womöglich die »falsche« Blüte auswählen. Im schlimmsten Fall wirkt das Mittel einfach nicht – das ist alles. Diese sanfte Therapieform hat in vielen Fällen schon wahre Wunder gewirkt.

- Die folgende Mischung aus der Hobbythek von Jean Pütz kann ebenfalls hilfreich sein:
  1 Milliliter Mandarine
  1 Milliliter Mandarine Petit Grain
  1 Milliliter Lippia citriodora
  Geben Sie 1 bis 2 Tropfen der Mischung auf die Schläfen und in die Vertiefung zwischen den Schlüsselbeinen und massieren Sie sie sanft ein. Kann problemlos beliebig oft wiederholt werden.

Durchfall

Wenn die Därme in Aufruhr geraten, können viele Gründe dafür verantwortlich sein. Wenn Grund für die Vermutung besteht, daß Nervosität oder Angst der Auslöser dafür ist (denken Sie nur zum Beispiel an den Ausdruck »Schiß haben«), kann eine Lavendelkompresse Linderung bringen.

Lavendeltherapie

- Geben Sie in eine Schüssel mit etwa 1/4 Liter heißem Wasser 5 Tropfen Lavendelöl, tauchen Sie ein weiches Tuch ein, wringen Sie es leicht aus und legen Sie dies als Kompresse auf den geplagten Bauch. Mit warmem Handtuch abdecken und eine halbe Stunde liegenbleiben.
- Verwenden Sie für die Kompresse einen starken Tee aus getrockneten Lavendelblüten: Geben Sie pro Tasse Wasser 1 Teelöffel getrocknete Blüten hinzu.

Was Sie sonst noch tun können
Trinken Sie viel stilles Mineralwasser, um den Flüssigkeitsverlust auszugleichen.

Ekzem

Als Ekzem wird eine ganze Reihe von Hautproblemen bezeichnet, die verschiedene Ursachen, aber ähnliche Symptome haben: Rötung, Jucken, Anschwellen, Schuppen sind deutliche Anzeichen für die Bildung eines »Ekzems«.
Starke pharmazeutische Salben wie Cortisonpräparate scheinen zwar anfangs zu helfen; doch sie unterdrücken die Symptome nur, und nach kurzer Zeit sind die Probleme meistens wieder da.
Lavendel mit seinen antiseptischen und heilenden Eigenschaften kann in der Kombination mit anderen ätherischen Ölen – idealerweise mit Kamillen- und Geraniumöl – auf sanfte Art zur Linderung beitragen.

Lavendeltherapie
- Geben Sie in eine Schüssel mit etwa 1/4 Liter lauwarmem, abgekochtem Wasser
  2 Tropfen Lavendelöl
  2 Tropfen Geraniumöl
  2 Tropfen Kamillenöl.
  Tauchen Sie einen sauberen Waschlappen, ein wenig Verbandmull oder einen Wattebausch hinein und legen Sie die Kompresse auf das Ekzem.
- Geben Sie je 5 Tropfen der oben genannten Öle mit einer Handvoll Meersalz vermischt in die Badewanne und nehmen Sie ein linderndes Bad.
- Geben Sie bei nässenden Ekzemen jeweils 2 Tropfen auf 1

Teelöffel Olivenöl extra vergine und reiben Sie die befallenen Stellen damit ein.

- Bei trockenen Ekzemen hilft die folgende Mischung:
  1 Milliliter Lavendelöl
  1 Milliliter Palmarosa
  10 Milliliter Callophyllum
  30 Milliliter Hagebuttenkernöl

Wenn die Olivenölmischung spürbar gut tut, fertigen Sie gleich eine größere Menge des heilenden Öls an: Rechnen Sie für 100 Milliliter reines Olivenöl (nehmen Sie wirklich nur gutes!) jeweils 15 Tropfen. In eine dunkle Flasche füllen und kühl aufbewahren, sonst wird das Öl ranzig.

- Bei juckenden Ekzemen empfiehlt der Aromatherapeut Fred Wollner die folgende Salbe:
  50 Milliliter Johanniskrautöl
  8 Gramm Bienenwachs
  2 Tropfen Galbanum
  3 Tropfen Karotte
  5 Tropfen Lavendel
  1 Tropfen Minze
  2 Tropfen Zeder
  Drei- bis viermal täglich auf die kranken Hautpartien auftragen. Vermindert den Juckreiz und fördert die Bildung neuen Gewebes.

Was Sie sonst noch tun können

Wenn die Ekzeme große Teile des Körpers befallen haben, bringt ein Bad Erleichterung, dem Sie einen Schuß Apfelessig hinzugefügt haben.

Versuchen Sie, durch intensive Beobachtung herauszufinden, ob Ihre Ekzeme gehäuft in bestimmten Situationen auftreten.

Am besten, Sie führen ein kleines Tagebuch. Auslöser können zum Beispiel Streß, Nahrungsmittelempfindlichkeiten oder auch ein Mangel an essentiellen Fettsäuren sein.

Erkältung

Eine Erkältung ist immer ein deutlicher Hinweis darauf, daß Ihr Abwehrsystem sich überfordert fühlt und eine Pause verlangt. Außerdem ist sie für Ihren Körper eine hervorragende Gelegenheit, überflüssigen »Müll« zu entsorgen. Sie sollten also nicht versuchen, gegen eine Erkältung – so lästig und unerwünscht sie auch sein mag – anzukämpfen, sondern sollten den Protest Ihres Körpers ernstnehmen. Das bedeutet, zumindest einige Tage lang kürzer zu treten und auf sanfte Weise dafür zu sorgen, daß Körper und Seele wieder ins Gleichgewicht kommen. Lavendel leistet dabei hervorragende Dienste.

Lavendeltherapie
- Wenn Sie fröstelnd nach Hause kommen und befürchten, daß eine Erkältung im Anmarsch ist, nehmen Sie ein heißes Lavendelbad:
  4 bis 5 Tropfen Lavendelöl
  4 Tropfen Eukalyptusöl
  4 Tropfen Thymianöl
  mit 1 Tasse Milch vermischen und ins Badewasser geben. Lavendel ist gut zur Entspannung, Eukalyptus hilft bei Husten und Bronchitis, Thymian gegen Erkältungssymptome allgemein. Und danach legen Sie sich ins Bett und machen es sich gemütlich!
- Geben Sie Ihrem Immunsystem ein wenig Schützenhilfe und schütten Sie beim ersten Anzeichen einer Erkältung

5 Tropfen Lavendelöl und
5 Tropfen Teebaumöl ins Badewasser.

- Ausnahmsweise ein Mittel zum Einnehmen: Vermischen Sie 15 Tropfen Pfefferminzöl, 5 Tropfen Teebaumöl, 5 Tropfen Lavendelöl und 5 Tropfen Thymianöl miteinander und geben Sie bei Bedarf von dieser Komposition 1 Tropfen – nicht mehr! – auf die Zunge. Wir haben dieses Rezept aus der Hobbythek in der Familie ausgiebig getestet und schwören darauf!

Was Sie sonst noch tun können

Essen Sie reichlich Früchte und Gemüsesorten, die viel Vitamin C enthalten, aber verzichten Sie auf übermäßig hohe Vitamin-C-Gaben, weil Sie dadurch die Erkältung möglicherweise unterdrücken und so verhindern, daß der Körper seine geplante Reinigungsaktion erfolgreich beenden kann. Besonders wohltuend: Eine Tasse Holunderblütentee oder heißer Holundersaft mit Honig!

Füße, müde

Abgeschlafft vom vielen Laufen? Die Füße können nicht mehr? Nach diesem Fußbad erwachen Ihre geschundenen, schmerzenden, müden Füße zu neuem Leben. Übrigens ist es auch ein phantastisches Mittel gegen Krampfaderschmerzen.

Lavendeltherapie

Hier das Rezept für das Wunderfußbad:

- Das Wasser soll warm, aber nicht zu heiß sein; die folgenden Essenzen können in Meersalz, in Reisstärke oder in etwas neutralem Shampoo aufgelöst werden:

5 Tropfen Lavendelöl
5 Tropfen Rosmarinöl
2 Tropfen Ginsteröl

Was Sie sonst noch tun können
Dicke weiche Baumwollsocken anziehen und die Füße hoch-
legen.

Fußpilz

Nicht tragisch, aber lästig und schmerzhaft sind Pilzinfektio-
nen, die man sich häufig im öffentlichen Schwimmbad holt.
Der Pilz breitet sich im übrigen besonders gern dort aus, wo
es feucht und dunkel ist, also in engen Schuhen und Socken
aus Kunstfasern. Das beste Heilmittel besteht darin, möglichst
oft barfuß zu gehen. Aber auch Lavendelöl kann helfen.

Lavendeltherapie
- Massieren Sie mehrmals täglich ein paar Tropfen Lavendelöl
  unverdünnt in die befallenen Stellen ein. Füße vorher
  waschen und gründlich abtrocknen!
- Vermischen Sie jeweils 6 bis 8 Tropfen Lavendelöl, Eukalyptusöl, Fichtenöl und Thymianöl mit 50 Milliliter Mandelöl und massieren Sie Ihre Füße mit dieser Lotion.

Was Sie sonst noch tun können
Tragen Sie nur Baumwollsocken und möglichst keine engen
Schuhe. Wenn die Zehen wegen der Schuhe keinen Platz zum
Ausdehnen finden, probieren Sie es mit ein wenig Watte
zwischen den Zehen, damit die Luft besser zirkulieren kann.
Massieren Sie die Füße mit einer Mischung, die zu gleichen
Teilen aus Teebaumöl und einem Trägeröl besteht und tragen

Sie die Lotion mit einem Wattebausch dreimal täglich auf die befallenen Stellen auf.

Beschwerden bei langen Fußmärschen

Einem alten Rezept zufolge rieben sich die französischen Soldaten zur Verhütung von wundgescheuerten Schenkeln und Füßen mit der folgenden Salbe ein:

Gereinigtes Schweinefett	1000 g
Thymianöl oder Rosmarinöl	5 g
Lavendelöl	2,5 g

Man lasse das Fett auf kleiner Flamme zergehen, füge die beiden Essenzen hinzu, lasse die Masse abkühlen und gebe alles in kleine Döschen.

Wenn man sich mit dieser Salbe drei Tage hintereinander einreibt, so verspricht das alte Lehrbuch, braucht man sich vor nichts zu fürchten! Das angegebene Originalrezept ergibt natürlich eine Menge, mit der man eine gesamte Kompanie verarzten kann. Verkauft wurde die Salbe in Döschen zu 15 Gramm. Heute dürfte statt des Schweinefetts wohl auch eine etwas zartere Fettbasis wie Lanolin, Bienenwachs oder Kakaobutter genügen. Vor einer geplanten strapaziösen Wanderung zahlt sich möglicherweise ein Versuch aus!

Geschwür

Als Geschwüre bezeichnet man eitrige Hautstellen, die immer wieder aufs neue aufbrechen: Sie haben die unterschiedlichsten Ursachen – je nachdem, an welcher Stelle des Körpers sie sich befinden – und müssen unbedingt ärztlich behandelt werden. Aber Lavendel kann zur Heilung beitragen. Der Versuch lohnt sich auf jeden Fall.

- Geben Sie ein paar Tropfen Lavendelöl in eine Schüssel mit etwa 1/4 Liter lauwarmem, abgekochtem Wasser. Tauchen Sie ein sauberes Tuch hinein (oder auch einen Wattebausch) und legen Sie dieses auf die kranke Hautstelle.

Was Sie sonst noch tun können
Ebenfalls heilend und schmerzlindernd wirken Eukalyptusöl und Weihrauchöl.

Grippe

Grippe ist eine akute Infektion der oberen Atemwege, ähnlich wie eine Erkältung, aber schlimmer, da zu den klassischen Erkältungssymptomen (Halsweh, Schnupfen, Husten) meist auch noch Fieber, Schüttelfrost, Kopfweh, Gliederschmerzen und ein ausgeprägtes Schwächegefühl kommen. Grippepatienten gehören ins Bett, sonst können leicht Komplikationen entstehen! Lavendel kann in Verbindung mit anderen Maßnahmen Erleichterung bringen.

Lavendeltherapie
- Lindernd bei Gliederschmerzen und bei schmerzendem Brustkorb wirkt eine sanfte Massage mit den folgenden Bestandteilen:
  5 Tropfen Lavendelöl
  4 Tropfen Rosmarinöl
  3 Tropfen Benzoe
  in ca. 20 Milliliter Trägeröl geben (Mandelöl ist ideal, aber unraffiniertes Sonnenblumenöl aus dem Küchenschrank ist auch geeignet) und die schmerzenden Körperteile sanft damit einreiben.

Was Sie sonst noch tun können

Geben Sie ein paar Tropfen Eukalyptusöl in eine Schüssel mit etwa 1/4 Liter heißem Wasser und inhalieren Sie täglich mindestens einmal. Das verschafft den geschundenen Atemwegen Luft!

Gürtelrose

Diese meist ungemein schmerzhafte Erkrankung wird durch einen Virus verursacht und befällt häufig Menschen, deren Abwehrsystem ohnehin schon geschwächt ist. Untrügliches Kennzeichen ist ein Kranz von Eiterbläschen an Brust, Taille oder Hüften. Wer unter einer akuten Gürtelrose leidet, fühlt sich sehr krank und hat nicht selten auch Fieber. Der intensive Nervenschmerz hält häufig auch dann noch an, wenn die Gürtelrose selbst längst abgeheilt ist.

Lavendeltherapie
- Verdünnen Sie 5 Tropfen Lavendelöl in 5 Milliliter Trägeröl und geben Sie diese Mischung direkt auf die befallenen Stellen.
- Lindernd wirkt ein warmes Bad, dem Sie 5 bis 10 Tropfen Lavendelöl hinzugegeben haben. Oder Sie hängen ein Stoffsäckchen mit getrockneten Lavendelblüten unter den Wasserhahn, während das Badewasser einläuft.
- Stellen Sie aus 1 Liter Wasser, 2 Tropfen Lavendel und 2 Tropfen Schafgarbe eine Mixtur her und sprühen diese auf den befallenen Körperteil – oder Sie tauchen ein weiches Tuch hinein und legen es als kühlende Kompresse auf. Lindert den Juckreiz.
- Verdünnen Sie ein paar Tropfen Lavendelöl mit 1 Eßlöffel Wodka (als Alternative zum Äthylalkohol aus der Apotheke)

und tragen Sie die Mischung mit einem weichen Pinsel auf die befallenen Stellen auf.

- Wenn die Bläschen abgeheilt sind, aber der Schmerz anhält, kann ein Bad mit Lavendel- oder Kamillenöl Entspannung und Linderung verschaffen.

Was Sie sonst noch tun können

Apfelessig, über die schmerzenden Stellen gegeben, hat ebenfalls lindernde Wirkung. Essen Sie möglichst vitaminreich, ruhen Sie viel und achten Sie darauf, daß Sie reichlich Vitamin B zu sich nehmen.

Haarprobleme

Die wenigsten Menschen sind mit ihrem Haar zufrieden. Daran wird sich vermutlich auch nichts ändern, wenn die Probleme, über die sie so gern klagen (zu dünn, zu trocken, zu fettig, Schuppen), beseitigt oder zumindest gemildert sind. Aber Sie können es ja zumindest einmal mit den folgenden Mitteln versuchen.

Lavendeltherapie

- Shampoo gegen trockenes Haar:
  8 Tropfen Lavendelöl
  6 Tropfen Sandelholzöl
  4 Tropfen Orangenöl
  2 Tropfen Ylang-Ylang-Öl.
  Einmal pro Woche als Packung (mit 2 Eßlöffeln Weizenkeimöl oder Olivenöl extra vergine vermischt) auf die Haare geben. Strähne für Strähne damit einstreichen, Plastikhaube drübersetzen, Frotteetuch um den Kopf wickeln und zwei Stunden einwirken lassen. Die am besten geeigneten Trä-

geröle sind Weizenkeim-, Jojoba-, reines Olivenöl, aber preiswertes Sonnenblumenöl geht auch.

- Shampoo gegen fettige Haare:
Das folgende Shampoo gegen fettige Haare ist ziemlich aufwendig und nur dann sinnvoll, wenn Sie eine große Kollektion ätherischer Öle besitzen – oder einen Aromatherapeuten finden, der Ihnen diese Mischung herstellt. Immerhin schwören manche Menschen darauf!
10 Tropfen Lavendelöl
10 Tropfen Zedernöl
10 Tropfen Zypressenöl
10 Tropfen Ginsteröl
5 Tropfen Melisseöl
5 Tropfen Bergamottöl
mit 100 Milliliter neutralem Shampoo vermischen und das Haar regelmäßig damit waschen.

- Shampoo gegen Haarausfall:
8 Tropfen Lavendelöl
8 Tropfen Lorbeeröl
8 Tropfen Rosmarinöl
8 Tropfen Ginsteröl
5 Tropfen Zedernöl
4 Tropfen Salbeiöl
4 Tropfen Thymianöl
mit 100 Milliliter neutralem Shampoo vermischen und das Haar regelmäßig damit waschen.

- Shampoo gegen Schuppen:
8 Tropfen Lavendelöl
8 Tropfen Rosmarinöl
6 Tropfen Ginsteröl

3 Tropfen Kamillenöl
3 Tropfen Teebaumöl
2 Tropfen Thymianöl
mit 50 Milliliter neutralem Shampoo vermischen und das Haar regelmäßig damit waschen.

Was Sie sonst noch tun können
Nicht jedermanns Sache, aber seit Jahrhunderten bewährt: Zwiebeln enthalten viel Schwefel und sind deshalb gesund für strapaziertes Haar. Reiben Sie vor dem Haarewaschen Ihre Kopfhaut sorgfältig mit einer rohen Zwiebel ein und lassen Sie den Saft eine halbe Stunde lang einziehen. Danach Haar und Hände gründlich waschen. Duftet nicht gut, gibt Ihrem Haar aber Glanz und Leben zurück.

Hämorrhoiden

Hämorrhoiden sind überdehnte Blutgefäße im Rektalbereich oder, schlichter ausgedrückt, Krampfadern im Anus. Bei starker Belastung (bei Verstopfung, aber häufig auch während der Schwangerschaft, wenn das Gewicht des Babys auf die Venen im Unterbauch drückt) schwellen sie so stark an, daß es zu hartnäckigem Juckreiz und unangenehmen Schmerzen kommt; in besonders schlimmen Fällen platzen sie und bluten. Häufig liegt die Veranlagung dafür in der Familie. Abgesehen von den lästigen Beschwerden sind Hämorrhoiden recht harmlos, aber da sie ähnliche Symptome zeigen wie schwerere Darmerkrankungen, sollten Sie Ihre Ärztin oder Ihren Arzt befragen, um sicherzustellen, daß es sich tatsächlich »nur« um Hämorrhoiden handelt. Die Behandlung hängt natürlich von der Ursache ab, eventuell ist eine Ernährungsumstellung erforderlich, damit es möglichst gar nicht erst zu einer Verstop-

fung kommt. Linderung in akuten Fällen bringen nachfolgende Erste-Hilfe-Maßnahmen:

Lavendeltherapie
- Gönnen Sie sich ein Sitzbad – wobei kaltes oder allenfalls lauwarmes Wasser bei Hämorrhoiden die größte Erleichterung bringt – mit folgenden Zutaten:
  4 Tropfen Lavendelöl
  4 Tropfen Zypressenöl
  mit 2 Eßlöffeln Honig oder Reismehl vermischt ins Wasser geben.
- Geben Sie 3 Tropfen Lavendelöl in eine kleine Schüssel mit etwa 1/8 Liter lauwarmem Wasser, tauchen Sie einen Wattebausch hinein und legen Sie ihn, leicht ausgedrückt, als Kompresse auf die schmerzende Körperstelle.

Was Sie sonst noch tun können
Destillierte Hamamelistinktur, mit Wasser verdünnt und äußerlich angewandt, lindert den Juckreiz.

Halsschmerzen

Wenn es im Hals kratzt, ist das oft ein Zeichen dafür, daß eine Erkältung im Anmarsch ist. Aber es kann natürlich auch sein, daß Ihr Hals durch chemische Substanzen gereizt wurde oder daß Sie eine Halsentzündung haben, die durch feindliche Mikroorganismen wie Streptokokken oder Viren verursacht wurde. Wenn Halsschmerzen und Fieber nicht besser werden wollen, sollten Sie unbedingt ärztlichen Rat einholen. In harmloseren Fällen können Sie sich auch mit Lavendel Erleichterung verschaffen.

Lavendeltherapie

- Geben Sie 5 Tropfen Lavendelöl auf ein Glas warmes Wasser, rühren Sie gut um und gurgeln Sie damit mehrmals täglich. Nicht herunterschlucken!
- Kochen Sie aus getrockneten Lavendelblüten einen Tee (1 Teelöffel Blüten auf 1 Tasse Wasser) und gurgeln Sie damit.

Was Sie sonst noch tun können
Ich persönlich schwöre auf Salbeitee: Pro Tasse 1 Teelöffel getrocknete oder 1 Eßlöffel frische Blätter mit kochendem Wasser aufgießen, zugedeckt 10 Minuten ziehen lassen und langsam trinken; wer will, kann ein wenig Honig hinzugeben. Geben Sie ein paar Tropfen Eukalyptusöl in eine Duftlampe oder in eine kleine Schüssel mit etwa 1/4 Liter heißem Wasser und inhalieren Sie. Die im Eukalyptus enthaltenen Tannine wirken kühlend und lindernd.

Harnwegsinfektion: siehe Blasenentzündung

Hautprobleme

Ihre Haut ist nicht nur der Spiegel Ihrer Seele, sondern auch der Ihrer Essensgewohnheiten. Wer sich gut ernährt, hat (meistens) eine gute Haut. Essen Sie besonders reichlich frisches Obst und Gemüse. Im Frühling gibt es für Ihre Haut nichts Besseres als frische Erdbeeren und jungen Spargel. Trinken Sie, wenn Ihre Haut schlapp, müde und grau ist, reichlich blutreinigende Kräutertees: Brennesseltee, Löwenzahntee, Zinnkrauttee. Bereiten Sie Ihren Salat mit viel reinem Olivenöl zu. Die meisten Dinge, die Sie Ihrer Haut von innen zuführen, wirken auch außen. Statt der teuren Fruchtsäurecremes, die heute als Wundermittel gegen Falten gelten, können Sie Ihrer Haut die Früchte genausogut von innen zuführen. Aber auch Kräuter können viel für die Haut tun. Lavendel ist wegen seiner antiseptischen Eigenschaften seit Jahrhunderten ein fester Bestandteil der Kosmetik. Besonders geeignet ist Lavendelöl bei fettiger, unreiner, zu Narbenbildung und Falten neigender Haut. Hier einige bewährte Rezepte:

Lavendeltherapie
- Maske gegen trockene Haut:
  2 Tropfen Lavendelöl
  2 Tropfen Sandelholzöl
  1 Tropfen Römische Kamille
  2 Teelöffel Honig
  Alles miteinander vermischen, auf das gutgereinigte Gesicht auftragen und mindestens 20 Minuten einziehen lassen.

- Maske für normale Haut:
  8 Tropfen Lavendelöl
  4 Tropfen Geraniumöl
  2 Tropfen Jasminöl
  Anwendung wie oben.

- Beruhigt die Haut nach dem Sonnenbad:
  50 Milliliter Johanniskrautöl oder Aloe-vera-Öl
  10 Tropfen Lavendelöl
  5 Tropfen Kamillenöl
  2 Tropfen Ylang-Ylang-Öl

- Tonisierende Gesichtswasser:
  Je 15 Tropfen Lavendelöl und Rosenöl auf 75 Milliliter destilliertes Wasser geben oder noch besser Rosenwasser

aus der Apotheke. Schütteln und in fest verschlossener Flasche aufbewahren. Die Mischung hält ein paar Wochen; eine größere Haltbarkeit könnte man durch Zugabe von etwa 2 Eßlöffeln Alkohol erreichen, aber der scharfe Alkohol tut der Haut nicht gut.

- Selbstgerührte Hautcremes:
  Basiscreme: 4 Teile Öl (Jojoba-, Mandelöl etc.) und 1 Teil Bienenwachs, Kakaobutter oder Lanolin. Auf 30 Gramm Basismaterial kommen 10 bis 20 Tropfen Lavendelessenz. Öl und Bienenwachs im feuerfesten Töpfchen im Wasserbad erwärmen. Sobald das Wachs schmilzt, vom Feuer nehmen und vermischen. Bevor die Masse zäh wird, die Essenz unterrühren, dann in einen sterilisierten Behälter geben, schließen und für ein paar Minuten in kaltes Wasser stellen, damit alles fest wird. Wer möchte, kann zur Konservierung einen Tropfen Benzoe dazugeben; trotzdem halten die Salben, im Kühlschrank aufbewahrt, auf keinen Fall länger als zwei Monate. Kakaobutter bleibt etwas länger verwendbar.

- Antiseptische Salbe (gegen Wunden, Verletzungen etc.):
  6 Tropfen Lavendelöl
  6 Tropfen Bergamottöl
  3 Tropfen Eukalyptusöl
  in 40 g Basiscreme geben.

- Für reife Haut:
  8 Gramm Kakaobutter
  16 bis 20 Gramm Jojobaöl
  4 Tropfen Weihrauchöl
  6 Tropfen Lavendelöl
  1 Tropfen Vetiveröl
  1 Tropfen Geraniumöl

- Pulver gegen Narbenbildung:
  50 Gramm Heilerde (Luvos 1/ultrafein)
  5 Tropfen Lavendelöl

Herpes

Die unangenehmen, schmerzhaften Bläschen werden vor allem durch den Herpes-simplex-Virus verursacht. Jahrelang schlummert er unbemerkt im Körper, bis eines Tages die gefürchteten Bläschen auftreten. Sie bilden sich meist im Lippenbereich und insbesondere dann, wenn man erschöpft oder erkältet ist, ein geschwächtes Abwehrsystem oder zuviel Sonne abbekommen hat oder frisch verliebt ist und besonders schön sein möchte.

Es gibt zahllose Möglichkeiten, den Ausbruch der Bläschen zu verhindern, aber leider hilft längst nicht alles bei jedem. Zu den erfolgreicheren Mitteln zählt auch Lavendelöl.

Lavendeltherapie

- Tragen Sie mehrmals täglich und auch nachts unverdünntes Lavendelöl mit einem Wattestäbchen auf die schmerzhafte Stelle auf.
- Erfolgreich ist auch die folgende Mischung, die dreimal täglich großflächig auf die befallene Stelle aufgetragen wird:
  10 Tropfen Teebaumöl
  8 Tropfen Lavendelöl
  1 Tropfen Geraniumöl
  1 Tropfen Melissenöl

Was Sie sonst noch tun können
Bewährt hat sich auch die folgende Behandlung: Je 6 Tropfen Teebaumöl und Eukalyptusöl mit ein bißchen Wodka vermischen und drei- bis viermal täglich auf die befallene Stelle auftragen. Wenn Sie Glück haben, trocknen die Bläschen dadurch aus. Anschließend Ringelblumensalbe auf die ausgetrocknete Stelle geben.

Husten

Wenn der Schnupfen nachläßt und der Husten beginnt, wird es höchste Zeit, daß Sie etwas unternehmen, sonst entwickelt sich schnell eine Bronchitis daraus. Alle meine Kinder neigen zu Bronchitis, und sobald sie zu husten anfangen, müssen sie inhalieren – ein äußerst unbeliebtes, aber überaus hilfreiches Mittel, um Schlimmeres zu verhindern, und häufig habe ich damit Erfolg. Am besten hilft – meiner Erfahrung nach – eine Mischung aus Eukalyptusöl und Lavendelöl, notfalls auch Lavendelöl allein wegen seiner keimtötenden Eigenschaften.

Lavendeltherapie
- Geben Sie 5 bis 10 Tropfen Lavendelöl in eine Schüssel mit etwa 1/4 Liter dampfend heißem Wasser und achten Sie darauf, daß die zum Inhalieren verdonnerten Familienmitglieder auch wirklich mit dem Kopf unter dem Handtuch bleiben.

Was Sie sonst noch tun können
Meiden Sie, solange der Husten anhält, möglichst alle Milchprodukte, weil diese vermehrt zur Schleimbildung beitragen.

Insektenstiche

Insektenstiche sind ein lästiger, aber leider unvermeidlicher Bestandteil warmer Sommertage. Zum Glück sind sie meist nicht gefährlich, aber sie sind quälend und schmerzhaft. Lavendelöl eignet sich hervorragend als erste Hilfe.

Lavendeltherapie

- Gegebenenfalls Stachel entfernen, 1 Tropfen Lavendelöl auf die befallene Stelle geben und vorsichtig einmassieren. Stündlich wiederholen, bis die Reizung verschwunden ist.
- Falls Sie dann immer noch Beschwerden haben, je 4 Tropfen Lavendelöl und Teebaumöl mit 1 Teelöffel Trägeröl oder -lotion verdünnen und zweimal täglich auftragen.

Was Sie sonst noch tun können

Wenn die Haut nach dem Insektenstich anschwillt, hilft es, wenn Sie die befallene Stelle in Apfelessig baden.

Kater

Wer am Morgen nach einer exzessiven Feier mit Kopfschmerzen, Übelkeit, Durst und überhaupt hundeelend erwacht, weiß spätestens jetzt, daß er in der Nacht zuvor zuviel getrunken hat und will nur eins: Besserung! Dabei ist »zuviel« übrigens sehr relativ. Für den einen können zwei Flaschen zuviel sein, für den anderen schon zwei Gläser. Die Erklärung, warum Sie sich so sterbensschlecht fühlen, ist relativ einfach:
Die Kopfschmerzen werden dadurch verursacht, daß der Alkohol die Blutgefäße öffnet, so daß mehr Blut hindurchfließen kann. Wenn die Blutgefäße im Kopf allerdings zu weit geöffnet sind, verursachen sie Nervenschmerzen. Der Durst ist eine

Folge der Tatsache, daß Alkohol entwässert und austrocknet, die Übelkeit eine Strafmaßnahme des gereizten Magens.

Lavendeltherapie

- Eine Kanne Lavendelblütentee kann auf manche Weise Linderung verschaffen: Sie beruhigt das Dröhnen im Kopf, besänftigt den Magen, hilft der Leber bei der Verarbeitung der Reizstoffüberflutung und tröstet das geknickte Gemüt.

Was Sie sonst noch tun können

Trinken Sie eine Kanne frisch gepreßten Obst- oder Gemüsesaft mit einem Schuß Tabasco. Die Säfte enthalten Substanzen, die Ihren Körper entgiften, der Tabasco wirkt als natürliches Schmerzmittel.

Schälen Sie eine ganze Knolle frischen Knoblauch und kochen Sie die Zehen etwa 20 Minuten lang auf leiser Flamme in 1/4 Liter Rotwein. Die Menge reicht für mehrere Kater-Opfer. Der Alkohol verdampft, die im Knoblauch enthaltenen Wirkstoffe bringen schnell Erlösung.

Passen Sie beim nächsten Mal besser auf sich auf!

Kinderkrankheiten: siehe ab Seite 157

Klimakterium: siehe Wechseljahrebeschwerden

Kopfschmerzen

Kopfschmerz hat viele Ursachen: Streß, Verspannung, Erkältung, Alkohol, Wetterwechsel, eine Überdosis Sonne, Menstruation und anderes mehr. Er kann an verschiedenen Teilen des Kopfes auftreten (Schläfen, Stirn, Hinterkopf) und ist heute beinahe ein Alltagsleiden. Zumindest gilt es fast als normal, daß jeder ab und zu darunter leidet.

Migräne ist ein einseitiger Kopfschmerz, der oft tagelang anhält und mit Übelkeit und Sehstörungen verbunden ist.

In beiden Fällen können Lavendel und andere Kräuteröle Erleichterung bringen.

Lavendeltherapie

- 2 Tropfen Lavendelöl auf die Fingerspitzen geben und sanft die Schläfen, hinter den Ohren oder im Nacken einreiben, aber bloß nicht in die Augen kommen!
- Zur Linderung von Spannungskopfschmerzen nehmen Sie ein Bad, dem Sie folgende Öle, mit Milch vermischt, zugeben:

  3 Tropfen Lavendelöl

  3 Tropfen Majoranöl

  2 Tropfen Römische Kamille

  Lavendel und Majoran können den Schmerz lindern, Römische Kamille heilt.
- Hilfreich ist ein sehr heißes Fußbad, dem ein paar Tropfen Lavendelöl zugegeben wurden.
- Oft kann man bei Kopfschmerzen keine Wärme ertragen. Dann helfen manchmal kalte Kompressen, auf die Stirn oder auf den Nacken gelegt. Legen Sie einen feuchten Waschlappen für kurze Zeit ins Gefrierfach und geben Sie 1 bis 2 Tropfen Lavendelöl, Rosmarinöl oder Pfefferminzöl darauf.
- Trinken Sie 1 Tasse heißen Lavendelblütentee, mit Honig gesüßt.

Was Sie sonst noch tun können

Hilfreich pflegt auch ein sehr heißes Fußbad zu sein, dem Sie 1 Eßlöffel Senfkraut hinzufügen.

Körpergeruch

In früheren Zeiten war Lavendelwasser oder Lavendelessig das klassische Mittel gegen Körpergeruch. Heute, im Zeitalter der Deodorants, hat Lavendel seine Bedeutung bei diesem Problem verloren. Aber als Gegenmaßnahme bietet Lavendelöl immer noch hervorragende Möglichkeiten:

Lavendeltherapie
Bei Fußschweiß:
- Reiben Sie sich ein paar Tropfen Lavendelöl in die Fußsohlen und haben Sie immer ein paar frische Baumwollsocken parat.
- Nehmen Sie zur Vorbeugung abends ein Fußbad in lauwarmem Wasser, dem Sie 8 bis 10 Tropfen Lavendelöl zugegeben haben.
- Nehmen Sie ein Fußbad mit
  3 Tropfen Salbeiöl
  4 Tropfen Zypressenöl
  3 Tropfen Lavendelöl

Bei Achselschweiß:
- Reiben Sie sich ein paar Tropfen Lavendelöl unter die Achseln.

Was Sie sonst noch tun können
Teebaumöl ist für Notfälle ebenso gut gegen Körpergeruch geeignet.

Leberschmerzen

Die Leber ist das größte Organ im Körper und zuständig für seine Entgiftung. Da diese Funktion in unserer Zeit so stark beansprucht wird wie kaum je zuvor, ist es ratsam, sie gelegentlich auch dann durch einen inneren Frühjahrsputz zu entlasten, wenn keine akuten Beschwerden vorhanden sind. Symptome, die auf eine Erkrankung der Leber hindeuten, sind Verstopfung, Übelkeit, Leberschmerzen, schlechte Haut und dumpfe Kopfschmerzen.

Lavendeltherapie

Das Rezept der heiligen Hildegard gegen Leberbeschwerden kennen Sie bereits (siehe auch Seite 19):

- »Koche Lavendelblüten in Wein und trinke diesen durchgeseihten ungesüßten Lavendelwein tagsüber lauwarm in kleinen Schlucken über den Tag verteilt, das ist ein wunderbares Mittel gegen Leberkrankheiten. Nur wenn du keinen Wein trinken darfst oder willst, kannst du die Lavendelblüten mit Honig in Wasser kochen und diesen Sud ebenfalls tagsüber warm trinken.«

Was Sie sonst noch tun können

Gönnen Sie Ihrer strapazierten Leber eine Erholungspause, indem Sie zumindest ab und zu auf fette Kost, Alkohol und Kaffee verzichten.

Menstruationsbeschwerden

Viele Frauen können ein Lied davon singen: Der erste, manchmal sogar der zweite Tag der Monatsblutung ist mit heftigen Krämpfen verbunden, die einem das Leben zur Last machen können. Die Antibabypille kann unter Umständen durch die Stabilisierung des Hormonhaushalts helfen, die körperlichen Beschwerden zu mildern, aber auch Lebens- und Ernährungsgewohnheiten haben Einfluß darauf. Auf alle Fälle sollten Sie mit Ihrer Ärztin oder Ihrem Arzt über ihre Beschwerden reden. Weil die Menstruationsbeschwerden oft auch seelische Ursachen haben, kann die Aromatherapie hilfreich sein.

Lavendeltherapie
Gegen krampfartige Bauchschmerzen hilft oft eine Behandlung mit warmem Lavendelöl.

- Mischen Sie davon 4 bis 5 Tropfen mit 1 Teelöffel Sonnenblumenöl, Mandelöl, Olivenöl oder was auch immer Sie an Öl zu Hause haben, erwärmen Sie die Mischung ein wenig und reiben Sie damit sanft Bauch und Unterleib ein.
- Geben Sie 5 Tropfen Lavendelöl in 1 Tasse warmes Wasser, tauchen Sie einen Waschlappen hinein, wringen ihn aus und legen ihn als warme Kompresse auf den Unterleib. Mit einem warmen, dicken, weichen Handtuch abdecken und sich entspannt hinlegen, soweit das möglich ist.

Was Sie sonst noch tun können
Verwöhnen ist angesagt: Eine Wärmflasche, sorgsam auf den Bauch gelegt, kann Wunder wirken. Und dazu dann noch eine Tasse heißen Kamillentee, mit Honig gesüßt.

Migräne: siehe Kopfschmerzen

Mundschleimhautentzündung

Eine Entzündung der Mundschleimhäute ist äußerst schmerzhaft und kann die verschiedensten Ursachen haben: falsche Ernährung, Vitaminmangel, Magenverstimmung, Lebensmittelallergie, Pilz- oder Virusinfektion – auch zuviel Streß kann sich auf diese Weise äußern. Meist sind Gaumen und Wangenschleimhaut betroffen. In vielen Fällen bringt Lavendel Erleichterung.

Lavendeltherapie
- Die folgende Mundspülung wirkt entzündungshemmend und lindernd:
  2 Tropfen Lavendelöl
  1 Tropfen Geraniumöl
  in 1/2 Glas Wasser geben und drei- bis viermal täglich damit den Mund ausspülen.

Was Sie sonst noch tun können
Myrrhentinktur, mit warmem Wasser verdünnt auf die befallenen Stellen auftragen.

Muskelschmerzen

Wenn Sie's beim Sport übertrieben haben, zu lange unbeweglich vor dem Computer, im Auto oder im Flugzeug gesessen sind oder aus einem anderen Grund unter Verspanntheit und schmerzenden Muskeln in Schultern, Rücken oder Waden leiden: Hier erfahren Sie, wie Sie sich mit Hilfe von Lavendelöl Erleichterung und Entspannung verschaffen können.

Lavendeltherapie

Eine Massage mit der nachfolgenden Ölmischung wirkt Wunder; doch zunächst ein Rezept für das Basisöl aus Johanniskraut, das ich mir immer selbst herstelle: Ein Marmeladenglas mit zerstoßenen Johanniskrautblüten füllen, mit reinem Olivenöl aufgießen und fest verschraubt in der Sonne auf der Fensterbank stehenlassen, bis es sich dunkelrot färbt. Das dauert ungefähr vier bis sechs Wochen; zwischendurch schütteln und umdrehen. Wenn Sie kein eigenes Johanniskraut haben, ist das nicht weiter schlimm; Sie können das Johanniskrautöl unter dem Namen Rotöl in jeder Apotheke kaufen.

- Geben Sie pro Eßlöffel Johanniskrautöl 2 Tropfen Lavendelöl hinzu und machen Sie die Mischung ein bißchen warm, bevor Sie die schmerzenden Muskeln damit einreiben.
- Wenn Sie kein Johanniskrautöl haben, nehmen Sie zum Einreiben einfach ein normales lauwarmes Pflanzenöl (Erdnuß-, Oliven-, Sonnenblumenöl o. ä.) und geben Sie 6 Tropfen Lavendelöl dazu.
- Gegen mittelschwere Muskelschmerzen hilft eine Massage mit
  10 Tropfen Wacholderöl
  5 Tropfen Lavendelöl
  5 Tropfen Rosmarinöl
  verdünnt mit 2 Eßlöffeln Trägeröl.

Was Sie sonst noch tun können

Wenn Sie viel Sport getrieben haben und fürchten, einen Muskelkater zu bekommen: Reiben Sie nach dem Sport die gefährdeten Gliedmaßen zur Vorbeugung mit ein paar Tropfen reinem unverdünntem Lavendelöl ein. Dann wird der Muskelkater nicht so schlimm.

Wenn Sie sich einen Muskel verletzt haben und die schmerzende Stelle stark anschwillt: Eine Eispackung bringt schnelle Hilfe. Falls Sie kein Kühlelement parat haben – greifen Sie in die Tiefkühltruhe und holen Sie sich eine geeignete (möglichst preiswerte) Packung heraus und kühlen Sie damit das verletzte Körperglied.

Nebenhöhlenentzündung

Sie entsteht meist aus einer ganz gewöhnlichen Erkältung oder in der Folge von Ohrenschmerzen, aber auch kaltes Nebelwetter, Streß oder Heuschnupfen können die Störung auslösen. Typische Symptome sind Schmerzen an der Nasenwurzel, über den oder unterhalb der Augen und das Gefühl, daß der gesamte Kopf »zu« ist; häufig kommt es auch zu Fieber und Kopfschmerzen. Achtung, diese Erkrankung kann bei mangelnder Achtsamkeit leicht chronisch werden!

Lavendeltherapie
- Diese Mischung aus Lavendel, Pfefferminze und Eukalyptus macht die Nase wieder frei und lindert den Kopfschmerz, der oft mit einer Entzündung der Nebenhöhlen verbunden ist
  3 Tropfen Lavendelöl
  2 Tropfen Pfefferminzöl
  4 Tropfen Eukalyptusöl
  in 15 Milliliter Trägerlotion auflösen, dünn aufs Gesicht auftragen und einreiben.

Was Sie sonst noch tun können
Rosmarintee, ein heißes Fußbad wie auch der Saft von rohen oder gekochten Zwiebeln wirken schleimlösend.

Ohrenschmerzen

Das ist ein schmerzhaftes Problem, das vor allem – aber nicht nur! – Kindern zu schaffen macht. Meist steckt eine Entzündung des Mittelohrs dahinter; erkennbar am roten, angeschwollenen Außenohr. Läuft Eiter aus dem Ohr, so deutet das auf einen Durchbruch des Trommelfells hin. Lavendel kann die oft stechenden Schmerzen lindern.

Lavendeltherapie

- Geben Sie 2 bis 3 Tropfen Lavendelöl auf einen leicht angewärmten Wattebausch und drücken Sie diesen gegen das schmerzende Ohr.
- Geben Sie einige Tropfen Lavendelöl in 1 Eßlöffel Mandelöl und massieren Sie sanft den Bereich um das schmerzende Ohr.
- Mischen Sie schmerzlindernde Ohrentropfen aus 10 Milliliter Olivenöl oder Johanniskrautöl und 5 bis 10 Tropfen Lavendelöl. Bei Bedarf 1 bis 2 Tropfen ins Ohr träufeln.

Was Sie sonst noch tun können

Warme Kompressen, in Kamillentee getaucht und aufs Ohr gelegt, wirken schmerzlindernd.

Lavendelöl und Piercing

Wenn nach dem Durchstechen des Ohrläppchens oder eines anderen Körperteils, dem sogenannten Piercing, eine Entzündung eintritt: Geben Sie 1 Tropfen Lavendelöl auf ein Wattestäbchen und tupfen Sie die infizierte Stelle damit mehrmals täglich ab. Lavendel ist entzündungshemmend und sorgt dafür, daß die Wunde rasch heilt.

Prämenstruelle Beschwerden

Wenn Sie an den Tagen vor Ihrer Regel sehr angespannt oder deprimiert und von Kopfschmerzen geplagt sind, Ihr Busen drückt, Sie sich aufgebläht und häßlich fühlen und/oder sich selbst und Ihrer Umwelt mit Ihrer Gereiztheit und Streitlust das Leben schwermachen, versuchen Sie es einmal mit Lavendel.

Lavendeltherapie
- 2 Tropfen Lavendelöl
  2 Tropfen Echte Melisse
  2 Tropfen Kamille
  auf ein Tuch geben und inhalieren.
- Vielleicht nehmen Sie lieber ein entspannendes Bad mit dem folgenden Zusatz:
  3 Tropfen Lavendelöl
  2 Tropfen Rosenöl
  mit 1 bis 2 Tassen Milch vermischt ins Badewasser geben.
- Oder Sie probieren folgendes Mittel aus:
  4 Tropfen Muskatellersalbeiöl
  4 Tropfen Lavendelöl
  2 Tropfen Rosennöl
  mit 30 Milliliter Trägeröl zu einer Lotion anrühren und sich von einem netten Menschen möglichst liebevoll massieren lassen.

Was Sie sonst noch tun können
Tun Sie sich ganz bewußt etwas Gutes, was auch immer Sie ganz persönlich darunter verstehen. Das kann ein guter Cappuccino sein oder ein neues Luxusdeo.

Rheuma

Rheuma hat viele Erscheinungsformen, wird aber meist im Zusammenhang mit Muskelschmerzen verwendet. Bei Rheuma ist Lavendelöl wegen seiner analgetischen Wirkung ein Mittel erster Wahl. In Verbindung mit einem Massageöl löst es die verspannten Muskeln, mildert Steifheit und Schwellung und lindert den Schmerz. Warme Bäder helfen bei der Muskelentspannung.

Lavendeltherapie

Hilfreich ist die folgende Rheumamischung:

- 3 Tropfen Lavendelöl
  2 Tropfen Rosmarinöl
  2 Tropfen Eukalyptusöl
  entweder zusammen mit 1 Handvoll Meersalz ins Badewasser geben
  oder in Verbindung mit 1 Eßlöffel Trägeröl vermischen und die schmerzenden Glieder einreiben.
- Mischen Sie sich die folgende beruhigende und entzündungshemmende Lotion, auf die die englische Aromatherapeutin Shirley Price große Stücke hält: Geben Sie jeweils
  5 Tropfen Wacholderbeeröl
  5 Tropfen Eukalyptusöl
  5 Tropfen Römische Kamillenöl
  5 Tropfen Lavendelöl
  in 60 Milliliter Trägeröl, am besten einem Johanniskrautöl, und massieren Sie damit sanft die schmerzenden Glieder.

Scheidenpilz (Soor, Weißfluß)

Candida albicans, ein Hefepilz, gehört zu jeder normalen Darm- und Scheidenflora, die von nützlichen Bakterien reguliert wird. Erst wenn das Gleichgewicht in diesem Bereich gestört ist – beispielsweise durch Antibiotika, Streß oder Schwangerschaft, vermehrt sich der Hefepilz übermäßig. Dann kann es geschehen, daß er die Gebärmutterschleimhaut angreift; als Folge entsteht ein weißer, oft übelriechender und von Jucken und Infektionen begleiteter Ausfluß.

Lavendeltherapie

- Zur Besänftigung des äußeren Scheidenbereichs hilft folgende Mixtur, empfohlen von der Aromatherapeutin Shirley Price:

  2 Tropfen Lavendelöl

  2 Tropfen Myrrhenöl

  mit 15 Milliliter Trägeröl oder -lotion vermischen und den Scheidenbereich damit einreiben.

- Lindernd wirken auch Unterleibsspülungen mit folgender Lösung:

  2 Tropfen Lavendelöl

  2 Tropfen Teebaumöl

  2 Tropfen Myrrhe

  in 1/2 Liter abgekochtes lauwarmes Wasser geben. Falls es brennt, können Sie die Öle zunächst in 1 Teelöffelchen Alkohol auflösen und erst dann ins lauwarme Wasser geben. Lavendel, Teebaumöl und Myrrhe haben entzündungshemmende Eigenschaften und gehören deshalb zu den klassischen Naturmitteln gegen Soor. Lavendel ist außerdem ein Duftverbesserer.

- Tauchen Sie einen Tampon in die obengenannte Mischung – am besten einen der Sorte, die außerdem in einer Papphülle sind, da er sich sonst zu schnell vollsaugt – und führen Sie ihn (ohne Papphülle!) in die Scheide ein. Nach vier bis fünf Stunden wieder entfernen. Höchstens zweimal die Woche anwenden!

Was Sie sonst noch tun können
Achten Sie in dieser Zeit besonders auf gesunde Ernährung: keine raffinierten Kohlenhydrate, keinen Alkohol, keinen Kaffee, keine Hefe, vor allem keinen Zucker, da diese Stoffe einen Nährboden für den Pilz in der Scheide bilden. Essen Sie statt dessen viel naturreinen frischen Joghurt, Knoblauch und Zwiebeln. Auf diese Weise können Sie das bakterielle Gleichgewicht in der Scheide am ehesten wiederherstellen.

Schlafstörungen

Wir alle kennen Zeiten, in denen wir nicht schlafen können, weil uns zu viele Dinge durch den Kopf gehen. In solchen Fällen kann Lavendel wegen seiner beruhigenden Eigenschaften helfen, die kreisenden Gedanken abzustellen, und häufig stellt sich dann der Schlaf ganz von alleine ein. Gegen richtig lang anhaltende Schlafstörungen, die zudem leicht chronisch werden können, ist auch der Lavendel machtlos. In diesem Fall sollten Sie unbedingt ärztliche Hilfe einholen.

Lavendeltherapie
- Ein wunderbares Einschlafbad: Geben Sie 8 bis 10 Tropfen Lavendelöl, mit Sahne vermischt, ins Badewasser.
- Falls Sie zum Baden zu müde sind, hilft auch ein heißes Fußbad, dem Sie einige Tropfen Lavendelöl zugeben oder
- 2 Tropfen aufs Kopfkissen oder auf ein Taschentuch, das Sie neben Ihr Kopfkissen legen.

Was Sie sonst noch tun können
Ein Tee aus Lindenblüten, Kamille, Melisse und Orangenblüten, mit Honig gesüßt und vor dem Zubettgehen getrunken, entspannt wunderbar.

Schlangenbiß

Natürlich ist hier im deutschsprachigen Raum das Risiko, von einer Schlange gebissen zu werden, recht gering. Aber beispielsweise in der Toskana, wo ich einen Teil des Jahres lebe, sieht das anders aus. Die meisten Schlangen, die ums Haus schleichen, ein paar Runden durch den Teich schwimmen und auch mal die Hauswand hochklettern, sind harmlose Nattern. Aber ab und zu ist auch mal eine Viper darunter (mit der Zeit lernt man den Unterschied genau kennen), und deren Biß kann tödlich sein. Anfangs hatten wir immer ein Vipernserum im Kühlschrank – für alle Fälle. Aber da das nur begrenzt haltbar ist und jedes Jahr teurer wird, haben wir es schon längst durch preiswertes Lavendelöl ersetzt. Natürlich nur als Erste Hilfe für den Fall des Falles, von dem wir alle hoffen, daß er nie eintritt. Meine Nachbarn im Dorf haben mir erzählt, daß früher die Hunde, die während der Jagd von einer Schlange gebissen worden waren, mit frischem oder getrocknetem Lavendel eingerieben wurden. Auf diese Weise kann die Giftwirkung neutralisiert werden. Übrigens hilft auch Besenginster, wie Schäfer herausfanden, deren Schafe reichlich Besenginster gefressen hatten und daraufhin einen Schlangenbiß überlebten.

Lavendeltherapie

- Wenn Sie von einer Giftschlange gebissen wurden, so gibt es nur eins: Pures Lavendelöl über die Bißwunde schütten, den Körper oberhalb der Wunde locker abbinden und so schnell wie möglich ins nächste Krankenhaus.

Was Sie sonst noch tun können

Es gibt neuerdings in der Apotheke Geräte, mit denen man das Gift – ohne Selbstgefährdung – zumindest teilweise aus der Wunde absaugen kann. Das wiederum sollte man vor dem Ernstfall schon einmal geübt haben.

Schock

In vergangenen Zeiten, als die Damen der gehobenen Gesellschaft in kritischen Situationen kurzerhand in Ohnmacht zu fallen pflegten, gab es eine breite Palette von Riechsalzen und -fläschchen, mit denen es gelang, die Damen sanft in die Wirklichkeit zurückzuholen. Lavendel spielte dabei eine führende Rolle. Heute gibt es keine Riechfläschchen mehr, aber Lavendel bietet in Schockzuständen immer noch wirksame Erste Hilfe.

Lavendeltherapie

- In plötzlichen Schocksituationen hilft es, wenn Sie ein paar Tropfen Lavendelöl auf ein Taschentuch geben (es kann ruhig ein Papiertaschentuch sein) und es dem Betroffenen zum Einatmen vor Mund und Nase halten.
- Um die Nachwirkungen eines Schocks zu mildern, hilft ein warmes Bad, dem Sie 8 bis 10 Tropfen Lavendelöl, in Honig aufgelöst, zugesetzt haben.

Was Sie sonst noch tun können
Was früher das Riechsalz war, sind heute die Notfalltropfen von Dr. Bach. Davon sollten Sie für alle Krisensituationen ein Fläschchen griffbereit haben.

Schürfwunden

Wenn die Haut durch Abschürfung oder Reibung verletzt ist, sollten Sie als erstes die verletzte Stelle sorgfältig mit einer antiseptischen Lösung reinigen, um eine Entzündung zu verhindern. Hilfreich sind ein starker Aufguß aus Beinwell (Schwarzwurz) oder Johanniskraut oder eine Tinktur aus 5 Tropfen Calendula oder Johanniskrautöl in ein wenig abgekochtem lauwarmem Wasser.

Lavendeltherapie
- Geben Sie ein paar Tropfen Lavendelöl direkt auf die Wunde. Wiederholen Sie das mehrmals täglich. Die entzündungshemmende und heilende Wirkung des ätherischen Öls wird dafür sorgen, daß die Schürfwunde sehr schnell und ohne Narben abheilt.

Was Sie sonst noch tun können
Johanniskrautöl und Ringelblumensalbe wirken schmerzlindernd, antiseptisch und heilend bei körperlichen Wunden, und zumindest das Johanniskrautöl pflegt auch bei seelischen.

Grundsätzlich sollten Frauen während der Schwangerschaft mit ätherischen Ölen genauso zurückhaltend umgehen wie mit anderen Heilmitteln. Auf die folgenden Öle sollten Sie in dieser Zeit völlig verzichten: Basilikum, Majoran, Myrrhe, Nelke, Salbei, Speiklavendel, Thymian, Wacholder, Ysop, Zimtblatt. Während der ersten vier Monate sollten Sie sicherheitshalber auch kein Fenchelöl, Pfefferminzöl oder Rosmarinöl verwenden. Lavendelöl gilt dagegen als völlig sicher und bei vielen Beschwerden, die einem während der Schwangerschaft zu schaffen machen können, auch als besonders hilfreich. Sie können es also bedenkenlos verwenden, doch sollten Sie im Interesse Ihres Babys zur Sicherheit nur die Hälfte der normalen Dosis verwenden.

Lavendeltherapie
- Wenn Sie müde und abgespannt sind, fühlen Sie sich nach einem Lavendelbad (3 bis 5 Tropfen in Honig, Meersalz oder 1 Tasse Sahne aufgelöst) wie neugeboren.
- Gegen Schwangerschaftsstreifen an Busen, Bauch und Oberschenkeln helfen tägliche Massagen mit einer Lotion aus 1 Eßlöffel Weizenkeimöl und 3 Tropfen Lavendel. Zur Vorbeugung, aber auch dann, wenn sich die Streifen in der Haut schon zeigen.
- Gegen Rückenschmerzen helfen sanfte Massagen mit 3 Tropfen Lavendelöl auf 1 Eßlöffel Trägeröl. Avocadoöl tut Ihnen nun besonders gut!

Was Sie sonst noch tun können
Wenn Sie sich niedergeschlagen, deprimiert oder häßlich fühlen, zünden Sie in Ihrem Zimmer eine Aromalampe an und geben ein paar Tropfen von Ihrem Lieblingsduft hinein. Die

folgende Duftmischung soll, dem amerikanischen Magier Scott Cunningham zufolge, bei Ihrem Partner und Ihnen Liebesverlangen wecken und Sie obendrein noch schöner machen!

3 Tropfen Ylang-Ylang-Öl
2 Tropfen Geraniumöl
1 Tropfen Kardamomöl
1 Tropfen Kamillenöl

Sonnenbrand

Natürlich hat sich inzwischen herumgesprochen, wie gefährlich es ist, zu lange ungeschützt der Sonne ausgesetzt zu sein. Aber wenn es trotzdem geschehen ist, gibt es ein paar Möglichkeiten, den unangenehmsten Folgen entgegenzuwirken. Auch Lavendelöl hat eine beruhigende Wirkung.

Lavendeltherapie

Ein paar Tropfen Lavendelöl, mit Trägeröl oder -lotion verdünnt, auf die befallene Stelle gegeben, lindert. Die anzurührende Menge hängt von der Größe der sonnenverbrannten Körperfläche ab. Als Faustregel gilt: Auf 1 Eßlöffel Trägeröl kommen 1 bis 2 Tropfen Lavendelöl. Zumindest in südlichen Regionen bekommen Sie dieses Öl überall, wenn Sie es nicht sowieso schon in Ihrem Reisegepäck haben, was bei den vielen Einsatzmöglichkeiten sehr zu empfehlen ist.

Was Sie sonst noch tun können

Wenn Sie nach Hause kommen und einen Sonnenbrand zu spüren beginnen, stellen Sie sich – so lange Sie es aushalten können – unter die kalte Dusche; das hilft, Schlimmeres zu verhindern.

Wenn Sie der Sonnenbrand »kalt« erwischt hat und Sie nichts Linderndes bei sich führen: Bestellen Sie zum Beispiel in der nächsten Bar einen Kamillentee, lassen Sie ihn abkühlen und gießen Sie ihn dann über die sonnenverbrannte Stelle – das lindert sofort.

Splitter

Ein Fremdkörper, der unter die Haut geraten ist, sollte wegen der Entzündungsgefahr möglichst umgehend entfernt werden.

Lavendeltherapie

- Bei Splittern, die sich nicht freiwillig entfernen lassen, träufeln Sie 2 Tropfen unverdünntes Lavendelöl auf die betroffene Stelle, kleben ein Pflaster darüber und probieren es nach zwei Stunden noch einmal. Meist geht es dann leichter. Ziehen Sie ihn vorsichtig mit einer Pinzette heraus und geben Sie, um eine Entzündung zu verhindern, nochmals 1 Tropfen Lavendelöl auf die verletzte Hautstelle.

Was Sie sonst noch tun können

Wenn der Splitter sehr tief sitzt, hilft es bisweilen, wenn Sie die Haut mit heißem Johanniskrauttee aufweichen.

Stillbeschwerden

Wenn eine stillende Mutter mehr Milch produziert als das Baby braucht, kommt es häufig zu einem Milchstau und in der Folge zu einer schmerzhaften Brustentzündung. Ein erster Hinweis darauf sind gerötete Brüste. Sie sollten dieses Symptom auf alle Fälle ernst nehmen, denn eine Brustdrüsenentzündung kann so schlimm werden, daß nur noch Antibiotika helfen und Sie deshalb ganz mit dem Stillen aufhören müssen. Gut zur Prophylaxe und auch als Erste Hilfe geeignet ist Lavendelöl. Wenn jedoch Fieber einsetzt, sollten Sie unbedingt ärztliche Hilfe in Anspruch nehmen.

Lavendeltherapie
- Schmerzlindernd und heilend ist die folgende Kompresse:
  1 Tropfen Lavendelöl
  1 Tropfen Geraniumöl
  2 Tropfen Rosenöl
  in eine Schüssel mit etwa 1/4 Liter kaltem Wasser geben. Tauchen Sie ein weiches Tuch hinein, wringen Sie es leicht aus und legen Sie es auf die schmerzenden Brüste.
- Geben Sie ein paar Tropfen Lavendelöl in die Badewanne, am besten vermischt mit 1 Tasse Milch oder Sahne, und gönnen Sie sich ein entspannendes, gemütliches Bad. Achten Sie aber darauf, daß Sie vor dem nächsten Stillen die Brüste besonders sorgfältig reinigen, weil ätherische Öle nicht nur schlecht schmecken, sondern viel zu stark fürs Baby sind.

Was Sie sonst noch tun können
Manche Mütter haben beobachtet, daß Koffein die Situation verschlimmert. Wenn Sie also nicht ohnehin Ihrem Baby zuliebe auf Tee oder Kaffee verzichten, sollten Sie es zumindest während einer Brustentzündung tun.

Verbrennungen

Es versteht sich von selbst, daß Sie an schwereren Verbrennungen nicht selbst herumlaborieren, sondern sich gleich medizinische Hilfe holen. Aber in leichteren Fällen oder als Erste Hilfe bei den üblichen Haushaltsunfällen gibt es nichts besseres als Lavendel.

Lavendeltherapie

• Geben Sie sofort unverdünntes Lavendelöl großzügig auf die betroffene Stelle. Ideal ist eine Kombination mit Eiswürfeln. In vielen Fällen kann dadurch die Ablösung der Haut vermieden und ein langer Heilungsprozeß wesentlich verkürzt werden. Wenn Sie Glück haben, sieht die Haut bereits am nächsten Morgen so aus, als wäre nichts geschehen.

• Bei schwereren Verbrennungen sollten Sie die Behandlung mit unverdünntem Lavendelöl 24 Stunden lang alle zwei Stunden wiederholen, dabei die Wunde möglichst, wenn überhaupt, nur mit Gaze abdecken. Gaze zum Nachtropfen nicht entfernen. Lavendel wirkt schmerzlindernd, verhindert, daß sich die Wunde infiziert, und beschleunigt die Bildung von neuem Gewebe.

Was Sie sonst noch tun können

Gegen den Schock nach einer Verbrennung sind auch ein paar Tropfen Rescue Remedy, die Notfalltropfen von Dr. Bach, hilfreich.

Bei Verbrennungen durch chemische Mittel (Verätzungen) ist es empfehlenswert, die Wunde mindestens fünf Minuten lang unter fließendes kaltes Wasser zu halten.

Warzen

Warzen sind höchst eigenwillige Viruserkrankungen: Man weiß nie, welches Mittel nun hilft. Häufig wirkt ein Warzen-Zauber, vor allem bei Kindern, aber wenn Sie sich das nicht zutrauen, können Sie mit Lavendelöl auf konventionellere Weise Erfolg haben.

Lavendeltherapie
- Geben Sie dreimal täglich ein paar Tropfen Lavendelöl unverdünnt auf die Warzen und reiben Sie sie immer wieder gut ein, so lange, bis die Warzen verschwinden – oder Sie alle Hoffnung aufgeben und eine andere Methode ausprobieren.

Was Sie sonst noch tun können
Keine Angst, wenn die Warzen nach der Behandlung zunächst größer werden, statt zu verschwinden. Das bedeutet in aller Regel, daß der Abheilungsprozeß in Gang gekommen ist!
Machen Sie die Behandlung möglichst bei abnehmendem Mond – in den zwei Wochen zwischen Vollmond und Neumond.

Wechseljahrebeschwerden

Die Menopause, das sollten Sie sich als Betroffene immer vor Augen führen, mag zumindest zeitweise lästig und unangenehm sein, aber sie ist ein völlig natürlicher Vorgang und bedeutet noch lange nicht, daß Sie künftig zum alten Eisen gehören. Ich kenne viele Frauen zwischen 45 und 55, die die Wechseljahre ohne jegliche Probleme überstanden haben, manchmal mit, häufig jedoch ohne eine Hormontherapie. Ob Sie Hormone nehmen wollen oder nicht, ist eine Entscheidung, die Sie selbst nach Rücksprache mit Ihrer Ärztin/Ihrem Arzt treffen müssen. In jedem Fall können die oft lästigen Hitzewallungen, Schweißausbrüche und Depressionen, die durch die reduzierte Produktion von Östrogenen und Gestagenen ausgelöst werden, zusätzlich oder auch völlig mit Hilfe der Aromatherapie erfolgreich behandelt werden. Lavendel wirkt hormonregulierend und entspannend, beruhigend und ausgleichend – und zwar in jeder Form.

Lavendeltherapie
- Nehmen Sie zweimal wöchentlich ein Bad mit 8 bis 10 Tropfen Lavendelöl, am besten mit Honig vermischt – das tut auch der Haut gut.
- Geben Sie ein paar Tropfen Lavendelöl und Geraniumöl in eine Aromalampe und atmen Sie den Duft ein.
- Gegen Schweißausbrüche hilft es, wenn Sie ein paar Tropfen Lavendelöl unverdünnt unter die Achseln reiben.

Was Sie sonst noch tun können
Nur kein falscher Stolz: Wenn Sie sich durch die Beschwerden völlig aus der Bahn geworfen fühlen und sanfte natürliche oder homöopathische Mittel nicht ausreichen, sollten Sie fachmedizinischen Rat über die Vor- und Nachteile einer Hormontherapie einholen.

Zahnschmerzen

Bei anhaltenden Zahnschmerzen gibt's nur eins: Machen Sie so schnell wie möglich einen Termin bei Ihrem Zahnarzt. Aber die Zeit bis dahin können Sie mit Lavendelöl leichter überstehen.

Lavendeltherapie
- Geben Sie 2 bis 3 Tropfen Lavendelöl unverdünnt auf den wehen Zahn. Die Chancen sind gut, daß die Schmerzen

nachlassen. Achten Sie aber darauf, daß Sie das Öl nicht schlucken.

Was Sie sonst noch tun können
Auch hochprozentiger Alkohol hilft, den Schmerz zu betäuben. Nehmen Sie einen kräftigen Schluck Whisky oder Cognac und behalten Sie ihn möglichst lange im Mund. Ob Sie ihn anschließend herunterschlucken, bleibt Ihnen überlassen.

Zerrungen

Zerrungen entstehen durch Überdehnung von Muskeln, Bändern oder Sehnen, meist als Folge körperlicher Überanstrengung oder einer plötzlichen unachtsamen Bewegung. Sie sind oft schmerzhaft, aber selten gefährlich, weil die strapazierten Gliedmaßen von selbst wieder heilen. Ruhe, eventuell eine Bandage, bringt sofort Erleichterung.

Lavendeltherapie
• Geben Sie ein paar Tropfen Lavendelöl in eine Schüssel mit etwa 1/4 Liter kaltem Wasser, tauchen Sie ein Tuch hinein, wringen Sie es leicht aus und legen die kühlende und lindernde Kompresse sanft auf die schmerzende Stelle.

Was Sie sonst noch tun können
Ein heißes Bad tut gut, vor allem morgens, weil es die Durchblutung des Muskelgewebes fördert.

Achtung: Lavendel nicht anwenden in Kombination mit Antikoagulanzien (Mittel gegen Blutgerinnung).

Kinderkrankheiten und Lavendel

Kräutermedizin und ätherische Öle können die kleinen und großen Wehwehchen, die untrennbar mit der Kindheit verbunden sind, auf sanfte Weise mindestens genauso wirkungsvoll lindern oder heilen wie allopathische Medizin. Ein unerläßliches Muß ist dabei, daß Sie bei der Dosierung überaus umsichtig sind. Auch wenn es nicht so ausschaut: Kräutermedizin und ätherische Öle sind starke und in hoher Dosis unter Umständen sogar giftige Heilmittel und können bei Überdosierung vor allem bei Kindern großen Schaden anrichten. Seien Sie also überaus behutsam, wenn Sie Ihre Kinder mit Mitteln aus der Naturapotheke behandeln. Das gilt übrigens auch für Kräutertees – natürlich nur für die echten, nicht für die Teebeutel aus dem Supermarkt.

Als *Faustregel für Kräutertees* gilt: Wo Erwachsene eine Tasse bekommen, erhalten Kinder von zehn Jahren eine halbe Tasse, Zweijährige einen Eßlöffel voll und Babys nur ein paar Tropfen.

Echtes Lavendelöl ist wegen seiner geringen Toxizität sogar im unverdünnten Zustand weitgehend ungefährlich und deshalb ausgezeichnet für die Behandlung von kleinen Kindern geeignet.

Ausnahme: Speiklavendelöl darf für die Behandlung von Kindern grundsätzlich nicht verwendet werden!

Beim Einsatz von Echtem Lavendelöl sollten Sie sorgfältig darauf achten, daß Sie sich an die Dosierung halten. Die folgenden Mengen gelten nach Ansicht von Experten als vollkommen sicher:

Babys bis zu einem Jahr:
Als Badezusatz: 1 Tropfen Lavendelöl in 1 Eßlöffel Milch aufgelöst
Zum Einreiben: 1 Tropfen Lavendelöl auf 1 Teelöffel neutrales Babyöl

Kleinkinder von ein bis fünf Jahren:
Als Badezusatz: 2 bis 3 Tropfen Lavendelöl, in Milch, Sahne oder Honig aufgelöst
Zum Einreiben: 2 bis 3 Tropfen Lavendelöl auf 1 Eßlöffel Trägeröl

Schulkinder von sechs bis zwölf Jahren:
Als Badezusatz: 5 bis 6 Tropfen Lavendelöl, in Milch, Sahne, Honig oder Meersalz aufgelöst
Zum Einreiben: 5 bis 6 Tropfen Lavendelöl auf 1 Eßlöffel Trägeröl

Teenager:
Gleiche Dosis wie Erwachsene

Bauchweh

Wenn Ihr winziges Baby *gelegentlich* aus Leibeskräften schreit, die Beinchen krümmt und sich vor Schmerzen windet, ist es sehr wahrscheinlich, daß es beim Trinken zuviel Luft geschluckt und deswegen »Bauchweh« bekommen hat. Hören die Schmerzen auf, wenn Sie es trösten, herumtragen und mit ihm kuscheln, brauchen Sie sich in der Regel keine Gedanken zu machen. Treten diese Anfälle jedoch *regelmäßig* auf, zum Beispiel immer nach dem Füttern am späten Nachmittag, ist das Baby durch nichts zu beruhigen und Sie selbst und die ganze restliche Familie fühlen sich völlig hilflos, dann besteht die hohe Wahrscheinlichkeit, daß es sich um die sogenannten »Dreimonatskoliken« handelt. Für junge Eltern ist das eine schwere Zeit: Was auch immer sie tun, nichts scheint zu helfen. Wenden Sie sich an Ihren Kinderarzt, damit Sie sicher sind, daß Sie nichts versäumen, aber geben Sie dem Baby keine Medikamente, die nicht ärztlicherseits verordnet wurden. Sie können medizinisch wenig tun, um Ihrem Kind zu helfen, zumal bis heute noch nicht völlig geklärt ist, woher die Koliken kommen.

Wenn Ihr größeres Kind häufig über Bauchschmerzen klagt und der Kinderarzt keine organische Ursache (etwa eine Blinddarmreizung oder eine festsitzende Blähung) finden konnte, ist es wahrscheinlich, daß irgendeine Form von Streß die Ursache ist. Dann sollten Sie zunächst die Symptome behandeln – eine Wärmflasche, Tee, liebevolle Zuwendung und vielleicht einen Haferbrei – als Beweis dafür, daß Sie seine Schmerzen ernstnehmen; das allein wirkt schon oft Wunder. Zweitens sollten Sie versuchen herauszufinden, warum Ihr Kind Bauchschmerzen hat: Bei der Suche nach der Ursache kann der Volksmund aufschlußreich sein: Redensarten wie »Mir dreht sich der Magen um«, »Diese Geschichte bereitet mir Bauchschmerzen« oder »Ich habe das Gefühl, daß ich Schmetterlinge im Bauch habe« zeugen davon, wie schnell sich Probleme auf den Magen auswirken können.

Doch was auch immer die Ursachen sein mögen: Mit Lavendel können Sie die Bauchschmerzen Ihres Kindes oft lindern.

Lavendeltherapie

• Geben Sie je nach Alter (siehe oben) 1 bis 6 Tropfen Lavendelöl auf 1 Teelöffel Trägeröl und massieren Sie Ihrem Kind damit sanft den Rücken.

Was Sie sonst noch tun können
Hilfreich und völlig unschädlich sind auch Bach-Blüten. Wenn Sie ziemlich sicher sind, daß Ihr Kind häufig vor Angst Bauchschmerzen bekommt, können Sie z. B. Mimulus zur inneren Stärkung versuchen. Allerdings gibt es viele verschiedene Gründe für Bauchschmerzen. In jedem Fall aber ist es empfehlenswert, sich über die Bach-Blütentherapie zu informieren, da sie gerade bei Kindern hervorragende Erfolge hat.

Erkältung

Eine Erkältung ist in den ersten Lebensjahren oft ein Dauerzustand. Kaum ein Tag, an dem die Zwergerl ohne laufende Nase aus dem Kindergarten kommen. Offenbar sind die häufigen Erkältungen eine Aufbauübung fürs Immunsystem.
Nehmen Sie es also möglichst gelassen, verwöhnen Sie Ihr Kind ein bißchen, wenn ihm danach zumute ist und geben Sie ihm das Gefühl, zumindest ein bißchen krank zu sein und deshalb Anspruch auf eine Sonderbehandlung zu haben.

Lavendeltherapie
- Stellen Sie abends eine Aromalampe mit ein paar Tropfen Lavendelöl ins Kinderzimmer – vergessen Sie aber nicht, die Kerze zu löschen, ehe Sie schlafen gehen!
- Geben Sie ein paar Tropfen Lavendelöl und Eukalyptusöl in eine Sprühflasche mit heißem Wasser und sprühen Sie das Kinderzimmer damit aus.

Was Sie sonst noch tun können
Seien Sie ein paar Tage lang zurückhaltend mit Milchprodukten. Sie fördern die Schleimbildung. Geben Sie Ihrem Kind lieber viel frisches Obst.

Kopfläuse

Läuse sind ebenso lästig wie weit verbreitet: Kaum ein Kind, das nicht einmal damit aus dem Kindergarten oder der Schule nach Hause gekommen ist. Die Kopfläuse ernähren sich vom Blut, das sie aus der Kopfhaut saugen. Die Stelle, wo sie genüßlich reinbeißen, kann jucken und sich zeitweise sogar entzünden. Die Läuse vermehren sich explosionsartig und stecken an wie die Pest. Um sie loszuwerden, können Sie den Kopf Ihres Kindes mit dem stinkenden scharfen Zeug aus der Apotheke einreiben. Sie können aber auch die befallenen Kinderköpfe mit ätherischen Ölen behandeln und die Läuse auf natürliche Weise in die Flucht jagen.

Lavendeltherapie

- Vermischen Sie in einer Flasche 100 Milliliter pflanzliches Öl mit 60 Tropfen Lavendelöl oder 50 Tropfen Lavendelöl und je 7 Tropfen Eukalyptusöl und Geraniumöl. Gut durchgeschüttelt auf das nasse Haar geben und gründlich einmassieren, vor allem im Nacken und hinter den Ohren, weil dort die Läuse besonders gern ihre Eier ablegen. Mindestens 60 Minuten lang einwirken lassen. Anschließend das Haar mit einem neutralen Shampoo waschen, dem Sie 2 bis 3 Prozent Lavendelöl beigegeben haben (auf 100 Milliliter ca. 60 Tropfen). Nochmals mindestens zehn Minuten einwirken lassen. Zum Schluß eine Spülung in die geschundene Kopfhaut (und natürlich auch in die Haare) einmassieren, der Sie ebenfalls 1 bis 2 Tropfen Lavendelöl zugegeben haben (2 bis 3 Prozent). Dann mit dem Läusekamm durchbürsten. Nach drei bis vier Anwendungen dürfte der Spuk überstanden sein.

Radikaler ist die folgende Methode:

- Mischen Sie 100 Milliliter Wodka mit 5 Milliliter Lavendelöl (ca. 100 Tropfen), massieren Sie damit die Kopfhaut und lassen Sie die Tinktur mindestens eine Stunde lang einwirken. Doch Vorsicht – Sie sollten vorher ausprobiert haben, ob die Haut dadurch gereizt wird!

Was Sie sonst noch tun können
Teebaumöl hat bei dem »lausigen« Problem eine ähnliche Wirkung wie Lavendel. Wenn Sie möchten, können Sie die beiden Mittel abwechselnd anwenden. Achten Sie in dieser Zeit ganz besonders auf penible Sauberkeit. Wechseln Sie die Bettwäsche täglich und kochen Sie sie nach Möglichkeit aus.

Kopfschmerzen

Wenn Kinder über Kopfweh klagen, heißt das längst nicht immer, daß sie wirklich Schmerzen am oder im Kopf haben. Der Begriff ist ebenso dehnbar wie »Bauchweh«. Wenn Sie aber ganz sicher sein können, daß Ihrem Kind nichts Ernsthaftes fehlt, bringen Sie die echten oder vermuteten Kopfschmerzen fast immer auf die folgende Weise zum Verschwinden:

Lavendeltherapie
- Geben Sie 1 Tropfen Lavendelöl auf 1 Teelöffel Trägeröl und massieren Sie damit sanft die Schläfen Ihres Kindes.
- Legen Sie einen eiskalten feuchten Waschlappen, dem Sie 1 Tropfen Lavendelöl beigegeben haben, auf die schmerzende Stelle.
- Ebenfalls hilfreich: ein warmes Fußbad mit 2 bis 3 Tropfen Lavendelöl.
- Ein möglichst heißes Fußbad, dem Sie eine Kanne Rosmarin-

oder Lavendeltee zugeben, wirkt entspannend (Lavendel), belebend (Rosmarin) und schmerzlindernd.

Was Sie sonst noch tun können
Eine Tasse eigens zubereiteter echter Kamillentee tut der Seele und dem Kopf gut: 1/2 bis 1 Teelöffel getrocknete Kamillenblüten für 1 Tasse mit heißem Wasser überbrühen, zehn Minuten zugedeckt ziehen lassen und mit Honig gesüßt langsam trinken.

Krupp-Husten

Wenn Ihr Kind vor allem nachts schwere Hustenanfälle bekommt, die von heftigem, geräuschvollem Atmen begleitet sind, handelt es sich möglicherweise um Pseudokrupp. Sie sollten sich in einem solchen Fall dringend fachliche Hilfe hinzuziehen, ganz besonders dann, wenn das Kind keine Luft bekommt. Bis zum Eintreffen des Arztes können Sie ihm auf folgende Weise helfen:

Lavendeltherapie
- Um Ihr verängstigtes Kind zu beruhigen, geben Sie einige Tropfen Lavendelöl in eine Schüssel mit etwa 1/4 Liter warmem Wasser. Tauchen Sie einen Waschlappen hinein und legen Sie ihn als Kompresse auf Brust oder Stirn Ihres Kindes.

Was Sie sonst noch tun können
Ein paar Tropfen Rescue Remedy, die Notfalltropfen von Dr. Bach, helfen gegen die Panik, die das Kind möglicherweise befällt.
Stellen Sie eine Schüssel mit etwa 1/4 Liter dampfend heißem

Wasser ins Zimmer und fügen Sie ein paar Tropfen Eukalyptusöl hinzu. Oder sprühen Sie das Kinderzimmer mit dieser krampflösenden Mischung aus.

Masern

Die Inkubationszeit bei dieser hochansteckenden Kinderkrankheit beträgt zehn bis zwölf Tage. Wenn also ein Kind in dem Bekanntenkreis die Masern hat und Ihr Kind plötzlich hochgradig quengelig ist, Fieber bekommt und über Halsschmerzen, entzündete Augen, Husten und Schnupfen klagt, dann können Sie ziemlich sicher sein, daß es ebenfalls die Masern bekommt. Die ersten Tage sind meist die schlimmsten. Wenn dann ungefähr am vierten Tag die Flecken am Hals und hinter den Ohren erscheinen, ist die größte Ansteckungsgefahr überstanden. Aber das Kind wird sich noch einige Tage lang ziemlich klein und jämmerlich fühlen, weil es überall juckt, und es wird darüber klagen, daß ihm die Augen weh tun, und hochgradig lichtempfindlich sein.
Sorgen Sie dafür, daß das Krankenzimmer immer abgedunkelt ist. Gegen Masern kann man Kinder heute impfen lassen. Sie sollten sich aber überlegen, ob das wirklich ratsam ist. Normalerweise sind die Masern – von eher seltenen Komplikationen abgesehen – zwar unangenehm, aber nicht gefährlich. Und sie tragen mit Sicherheit dazu bei, daß das Abwehrsystem Ihres Kindes gestärkt wird. Lavendel kann dazu beitragen, die unangenehmsten Symptome erträglich zu machen.

Lavendeltherapie
- Geben Sie in eine Schüssel mit etwa 1/4 Liter warmem Wasser einige Tropfen Lavendel-, Kamillen- und Eukalytusöl, tauchen Sie einen weichen Schwamm hinein und wa-

schen Sie den juckenden Körper Ihres Masernkindes liebevoll und sanft ab. Für eine Weile wird der Juckreiz nachlassen, und das ist doch immerhin schon etwas.

Übrigens: Wenn Sie nur eines der drei Öle im Hause haben, reicht auch dieses.

Was Sie sonst noch tun können

Machen Sie aus Augentrost einen kräftigen Tee, gießen Sie ihn durch ein Sieb und lassen ihn abkühlen. Dann tauchen Sie zwei Wattebäuschchen hinein und legen sie als lindernde Kompressen auf die schmerzenden Augen Ihres Kindes.

Mumps

Noch eine dieser hochansteckenden Kinderkrankheiten, bei denen man sich überlegen sollte, ob eine Impfung zweckmäßig ist. Im Kindesalter verläuft diese Viruserkrankung meist recht mild, und wer sie einmal durchgestanden hat, bleibt für sein Leben dagegen immun. Im Erwachsenenalter dagegen ist Mumps eine sehr unangenehme Erkrankung, die sich in ungünstigen Fällen sogar auf die Fruchtbarkeit auswirken kann. Die ersten Anzeichen sind, wie bei vielen Kinderkrankheiten, Halsschmerzen und leichtes Fieber. Dann schwillt entweder auf der einen oder auf beiden Seiten die Wange an und die Haut ist in diesem Bereich sehr berührungsempfindlich. Ergänzend zur ärztlichen Hilfe können Sie mit Lavendel aktiv werden.

Lavendeltherapie
- Geben Sie je 2 Tropfen Lavendel- und Kamillenöl in eine Schüssel mit etwa 1/4 Liter heißem Wasser, tauchen Sie einen weichen Lappen hinein, wringen Sie ihn leicht aus

und legen Sie ihn als beruhigende und heilende Kompresse auf die schmerzende Seite.

Was Sie sonst noch tun können
Stecken Sie Ihr Mumps-Kind ein paar Tage ins Bett und geben Sie ihm viel zu trinken!

Schlafstörungen bei Babys

Wenn Ihr Baby nachts viel weint und nicht schläft, kann das verschiedene Gründe haben. Aber wenn weder Bauchweh noch Hunger noch volle Windeln die Ursache sind, hat Lavendel oft eine beruhigende Wirkung.

Lavendeltherapie
Die Baby-Einschlaf-Massage:
- 1 Tropfen Lavendelöl auf 1 Teelöffel Trägeröl geben und damit Bäuchlein, Schultern, Rücken und Schläfen massieren. Macht wunderbar müde. Achtung – Sie wahrscheinlich auch!

Was Sie sonst noch tun können
Oft bewährt: Bach-Blüten für Mutter und Baby!

Windelausschlag

Schmerzhaft, lästig, aber leider sehr verbreitet: Trotz bester Pflege haben alle Babys manchmal einen wunden roten Po. Wechseln Sie häufig die Windeln, lassen Sie Ihr Baby möglichst oft mit bloßer Haut strampeln, wenn möglich, an der frischen Luft. Sollten Sie Stoffwindeln benutzen, so verwenden Sie möglichst wenig und möglichst milde Waschmittel.

Lavendeltherapie
Mit dieser heilenden Babylotion bekommt Ihr Kleines rasch wieder einen glatten Po:
- 4 Tropfen Lavendelöl
  2 Tropfen Römische Kamille
  1 Tropfen Sandelholzöl
  auf 60 Milliliter Calendula als Trägerlotion oder -öl geben und bei jedem Windelwechsel sanft einreiben. Kamille und Calendula lindern die Entzündung, Lavendel regt die Zellerneuerung an und beschleunigt den Heilungsprozeß.
- Geben Sie beim Windelwaschen 6 Tropfen Lavendelöl zum Desinfizieren in den letzten Waschgang.

Was Sie sonst noch tun können
Aloe-vera-Gel wirkt schnell und sanft gegen schmerzende Kinderpos.

Windpocken

Eine der ansteckendsten Kinderkrankheiten. Die Ansteckungsphase beginnt bereits 24 Stunden, bevor die Windpocken überhaupt sichtbar sind und endet erst, wenn keine neuen Pocken mehr auftreten. Erstes Anzeichen ist manchmal Fieber, aber oft fällt als erstes auch der juckende Ausschlag auf: An verschiedenen Teilen des Körpers bilden sich dunkelrote Pickel, die nach wenigen Stunden eine kleine Blase haben, einem Wassertropfen ähnlich, und höchst unangenehm jukken.
Windpocken im Kindesalter gehören zu den harmlosen Krank-

heiten, das größte Problem sind meist die aufgekratzten Bläschen, die sich infizieren oder zu Narben führen können. Erwachsenen dagegen machen Windpocken sehr zu schaffen. Deshalb ist es wünschenswert, wenn Kinder diese Abwehrübung des Immunsystems frühzeitig absolviert haben. Lavendel kann den Juckreiz erheblich lindern.

Lavendeltherapie
- Kochen Sie aus Lavendel, Vogelmierenkraut, Tagetes und Johanniskraut einen starken Tee, seihen Sie ihn durch und lassen ihn abkühlen. Tauchen Sie Wattebäuschchen hinein und betupfen Sie damit die juckenden Pusteln.
- Geben Sie je 2 Tropfen Lavendelöl und Kamillenöl auf 1 Eßlöffel Trägeröl und reiben Sie den Körper sanft mit dieser kühlenden und heilenden Lotion ein.

Was Sie sonst noch tun können
Es ist ganz wichtig, daß Ihr Kind sich die juckenden Windpocken nicht aufkratzt, weil dadurch Sekundärinfektionen und häßliche Narben entstehen können.

Würmer

Wenn Ihr Kind sich häufig am Po kratzt, Ringe unter den Augen hat, und ungewöhnlich müde und gereizt wirkt, kann es sein, daß es Würmer hat. Meist handelt es sich um Spul- und Madenwürmer. Um sicherzugehen, daß es wirklich Würmer sind, die Ihrem Kind zu schaffen machen, gibt es nur eines: Sie müssen nachschauen. Es gibt mehrere Möglichkeiten, und keine ist sonderlich angenehm: Entweder Sie untersuchen den Stuhl Ihres Kindes nach den widerlichen weißen Gesellen. Oder Sie betrachten ein bis zwei Stunden, nachdem das Kind abends eingeschlafen ist, seinen Po (und hoffen, daß es dabei nicht aufwacht). Das ist nämlich die Zeit, zu der die Würmer aus dem Anus kriechen, um ihre Eier abzulegen – ein höchst widerwärtiger Anblick. Oder aber Sie bringen vor dem Einschlafen einen Klebestreifen über der Poöffnung Ihres Kindes an – was vermutlich einen Proteststurm zur Folge hat –, und schauen am nächsten Morgen nach, ob Würmer oder Eier daran kleben. Ist der Beweis da, können Sie natürlich bei Ihrem Kind eine klassische Wurmkur durchführen. Aber auch das ist eine höchst unangenehme Prozedur. Relativ sympathischer und genauso wirkungsvoll ist Lavendel.

Lavendeltherapie
- Geben Sie abends vor dem Einschlafen 1 bis 2 Tropfen Lavendelöl auf den Anus Ihres Kindes.
- Oder: Zerstoßen Sie 1 Knoblauchzehe, vermischen Sie sie mit etwas Vaseline und 1 Tropfen Lavendelöl und reiben Sie den Anus Ihres Kindes damit ein. Das treibt die Würmer mit einiger Sicherheit in die Flucht, weil sie weder den Geruch von Knoblauch noch den von Lavendel ertragen können. Diese Behandlung sollten Sie mindestens zehn Tage lang durchführen: So lange dauert es nämlich, bis die Würmer aus den Eiern schlüpfen.

Was Sie sonst noch tun können
Äußerste Hygiene ist unbedingt erforderlich. Unterwäsche, Bettwäsche und Handtücher sollten täglich gewechselt werden. Sorgen Sie dafür, daß sich Ihr Kind nach jedem Toilettenbesuch und auch sonst »außer der Reihe« die Hände mit Seife wäscht und die Nägel bürstet. Achten Sie besonders auf die Ernährung. In jedem Fall sollten Sie Zucker meiden, den lieben die widerlichen Gesellen. Sie verabscheuen dagegen Karotten, Knoblauch und Kohl. Ein Glas Karottensaft, frisch gepreßt, auf

nüchternen Magen schmeckt dem Kind und jagt die Feinde in die Flucht, ebenso wie Knoblauch, Sauerkrautsaft und Kürbiskerne, ebenfalls gleich in der Frühe. Auf diese Weise können Sie die Schmarotzer aushungern!

Zahnen

Wenn die Backenzähnchen kommen, sind kleine Kinder oft besonders quengelig. Lavendel kann helfen.

Lavendeltherapie
- Geben Sie 1 Tropfen Lavendelöl auf ein wenig Trägeröl und reiben Sie damit sanft das schmerzende Bäckchen Ihres Kindes ein. Achten Sie aber darauf, daß das Öl nicht in seinen Mund kommt.

Was Sie sonst noch tun können
Haben Sie immer ein paar geschälte Karotten im Kühlschrank. Babys, die Zähne bekommen, lieben es, wenn sie an etwas Hartem, Kalten herumkauen können. Aber achten Sie darauf, daß sich Ihr Kind nicht an einem Karottenstückchen verschluckt.

Bezugsquellen

Lavendelpflanzen

bekommen Sie in gut sortierten Gartencentern oder für seltenere Arten Staudengärtnereien.

Ätherische Öle und Emulgatoren

erhalten Sie in Apotheken, Kräuterhandlungen, Naturkostläden und ähnlichen Fachgeschäften, zum Teil auch Duftlampen und anderes Zubehör rund um die Aromatherapie.
Entsprechende Geschäfte finden Sie auch über das jeweilige Branchenadreßbuch oder Telefonbuch vor Ort heraus.

Bibliographie

Ackermann, Diane: Die schöne Macht der Sinne. München 1991

Asjes, Ellen: Heilende Öle und Essenzen. Braunschweig 1991

Bayer, Ehrentraud et al.: Pflanzen des Mittelmeerraums. München 1986

Cunningham, Scott: Encyclopedia of Magical Herbs. St. Paul, Minnesota, 1992

Cunningham, Scott: Magical Herbalism. St. Paul, Minnesota, 1995

Duke, James A.: The Green Pharmacy. New York 1997

Forman, Alan; Niederwieser, Stephan: Heilen mit Schwarzkümmel. München 1998

Gerbelaud, René: Formulaires des principales spécialités de Parfumerie et de Pharmacie. Paris 1909

Griggs, Barbara: The Green Witch. A Modern Woman's Herbal. London 1993

Griggs, Barbara: Für alles ist ein Kraut gewachsen. München 1997

Langbein, Kurt; Saller, Reinhard; Skalnik, Christian: Bittere Naturmedizin. Köln 1995

Lawless, Julia: Das Tea-Tree-Öl. München 1996

Lawless, Julia: Lavendelöl. München 1996

Madejski, Margret und Rippe, Olaf: Heilmittel der Sonne. München 1997

Price, Shirley: Aromatherapie bei Beschwerden. München 1992

Price, Shirley: Praktische Aromatherapie. Neuhausen 1988

Pütz, Jean und Niklas, Christine: Cremes und sanfte Seifen. Hobbythek, Köln 1986

Rieder, Beate und Wollner, Fred: Duftführer. Oy-Mittelberg 1992

Schnaubelt, Kurt: Neue Aromatherapie. Köln 1995

Tisserand, Maggie und Jünemann, Monika: Zauber und Kraft aus Lavendel. Aitrang 1995

Waring, Philippa: Lavender, Nature's Way to Relaxation and Health. London 1997

York, Ute: Mondmagie und Liebeszauber. München 1996